CHEF
MEDICINAL

CHEF MEDICINAL

Doenças do coração

Alimentos benéficos e receitas para o dia a dia

DALE PINNOCK

TRADUÇÃO
Márcia Leme

EDITORA SENAC SÃO PAULO – SÃO PAULO – 2017

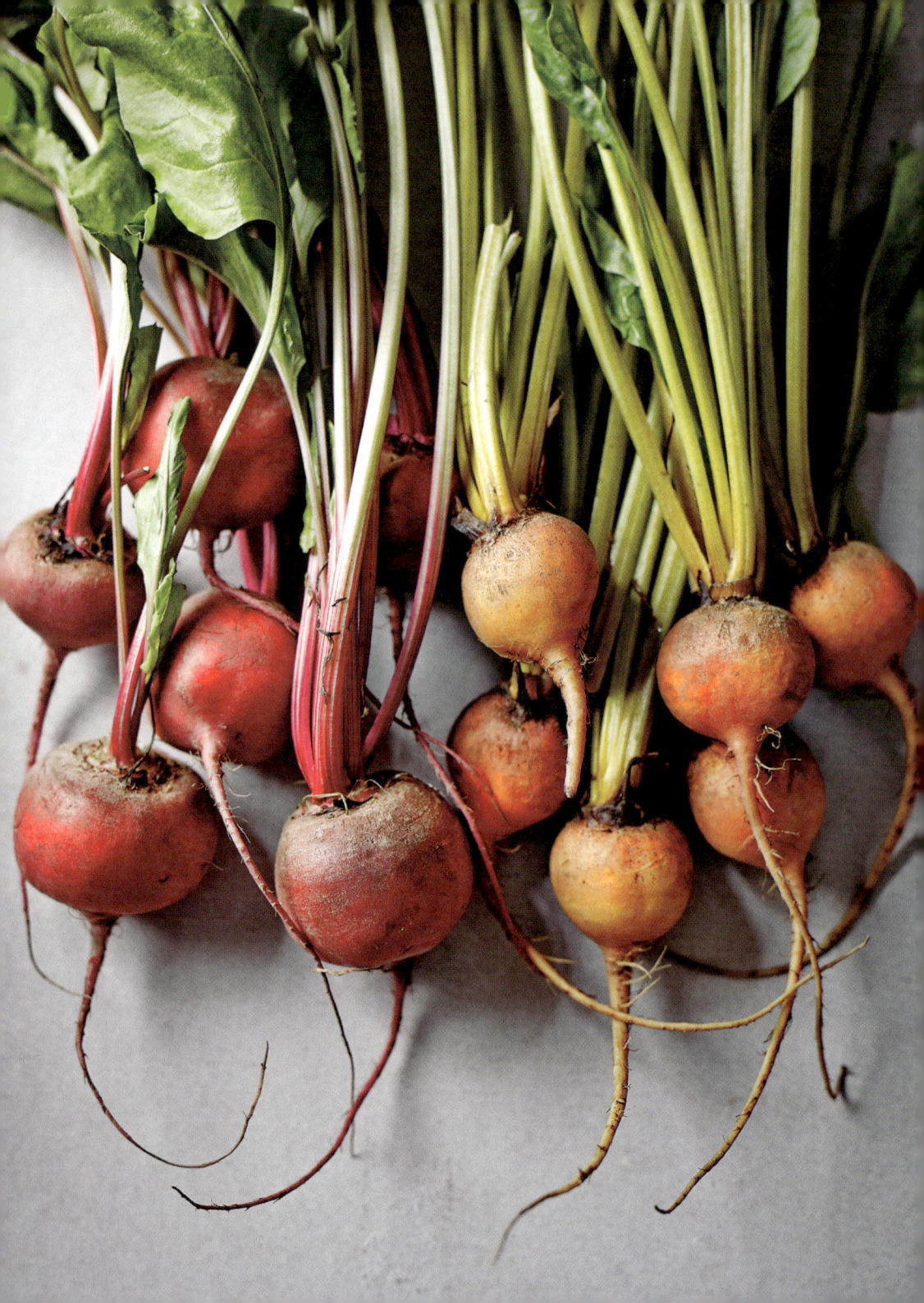

SUMÁRIO

AS DOENÇAS CARDIOVASCULARES SÃO A PRINCIPAL CAUSA DE MORTES EM TODO O MUNDO. ISSO É FATO!

Nos dias atuais, você poderia imaginar que uma eventual redução na população humana seria motivada por algo apocalíptico, como fome ou guerra. Mas, infelizmente, tudo indica que em termos de saúde somos vítimas de nosso próprio "progresso".

Tomando como exemplo o Reino Unido, as estatísticas revelam um cenário assustador se formando: de acordo com dados recentes da British Heart Foundation,[1] as doenças coronarianas serão responsáveis pela morte de um a cada seis homens e de uma a cada dez mulheres, e há mais de 2,3 milhões de pessoas com esse tipo de doença. São registrados, por ano, 103 mil ataques cardíacos e 152 mil acidentes vasculares encefálicos (AVEs). Além disso, 750 mil pessoas têm insuficiência cardíaca.

Quando analisamos os dados dos Estados Unidos, temos um quadro ainda mais sombrio. A cada 33 segundos, uma pessoa morre de ataque do coração! Mais de 920 mil ataques cardíacos são registrados anualmente, e o número de pessoas que apresentam alguma doença cardiovascular supera os 80 milhões. É estarrecedor; estamos falando de proporções epidêmicas.[2]

---

[1] Entidade voltada a combater as doenças cardiovasculares e que financia pesquisas sobre essas enfermidades. (N.E.)

[2] No Brasil, segundo a Sociedade Brasileira de Cardiologia (SBC), são 350 mil mortes a cada ano provocadas pelos três principais problemas cardiovasculares: infarto, AVE (também conhecido como acidente vascular cerebral – AVC – ou derrame) e insuficiência cardíaca. Uma pessoa morre a cada 2 minutos em decorrência de doenças do coração. (N.E.)

O triste é que, nestes tempos modernos, não estamos vendo um declínio dessa situação. Na verdade, ocorre justamente o oposto: as doenças cardiovasculares, bem como suas complicações e as mortes a elas relacionadas, vêm aumentando rapidamente e são a principal causa de morte no planeta.

Talvez o mais alarmante de tudo isso, no entanto, seja o fato de que a maior parte dos casos de doenças cardiovasculares poderia ser evitada. Embora haja fatores hereditários que podem aumentar o risco de desenvolvermos essas doenças, em sua maioria o problema está no estilo de vida. Isso significa que, em casos como esses, é possível assumir o controle da situação. É claro que não há garantias na vida, mas, se você não está querendo ser atropelado, correr de olhos vendados em uma via expressa possivelmente não é a melhor das ideias, certo? Fazer algumas pequenas mudanças em seu estilo de vida será como tirar a venda e correr na calçada. Algum carro pode até perder o controle e atingi-lo, mas certamente você estará fazendo tudo o que pode para se manter seguro.

A vida moderna, com toda a sua carga de estresse e de pressões, e com seus hábitos peculiares e maravilhosos, está nos levando rapidamente a uma epidemia de doenças cardiovasculares. Há alguns fatores que são realmente detonadores, então, vamos analisá-los e ver o que podemos fazer para manter nossa saúde em dia.

♥ ESTRESSE

A vida moderna é uma verdadeira loucura. Acho que essa é uma maneira razoavelmente justa de avaliar as coisas. A rotina que levamos no século XXI no planeta Terra nos impõe pressões muito pesadas. As preocupações que acompanham nossos altos e baixos financeiros são crescentes, e, vamos admitir, o noticiário não ajuda em nada. Fazer malabarismos para administrar casa e carreira é uma ciência insana. Sustentar uma família. Mudar de casa. A vida moderna é repleta de elementos que podem nos sobrecarregar e nos distanciar de um modelo ideal.

Mas sou uma pessoa realista e desfruto das comodidades da vida moderna, portanto não estou sugerindo que você venda sua casa, compre uma tenda a vá viver em uma comunidade *hippie*. Mas aprender a administrar o estresse pode promover uma mudança imensa em muitos aspectos da saúde e, principalmente, da saúde do sistema circulatório.

O estresse pode elevar a pressão arterial, agravar inflamações e aumentar os níveis de açúcar no sangue. Como você vai ver adiante neste livro, esses fatores são importantes para a saúde cardíaca.

♥ ALIMENTAÇÃO

É aqui que as coisas se complicam. A dieta moderna no Ocidente não lembra nem remotamente o que deveríamos realmente comer. A "porcariada" que de alguma forma acabou passando a constituir a alimentação rotineira é assustadora. O consumo de alimentos processados, produtos refinados, fast-food e – sejamos francos – comida que não é comida está acima da média. Há pessoas por aí – costumo falar com muitas delas – que *nunca* comem frutas ou legumes, a menos que você considere sidra ou batatas chips. Trata-se de um problema sério e que abrange grande parcela da população.

Há muitas outras pessoas que estão tentando se conscientizar em relação à saúde e fazendo mudanças com base em informações falsas e diretrizes desatualizadas (ver página 34). Suas boas intenções estão na verdade aumentando o risco de desenvolverem alguma doença.

Essa tendência pode ser evitada. Com um pouco de clareza, foco e força de vontade, você não precisa se tornar mais um número nas estatísticas. Todos podemos fugir dessa epidemia... não estamos falando de algo inevitável.

Explicarei de maneira clara e objetiva as informações de que você precisa, mas sem ignorar detalhes. Não quero que você se sinta entediado com a leitura; por outro lado, pretendo que você aprenda o suficiente para entender o que acontece em seu organismo e como aquilo que você consome pode lhe fazer bem ou mal. Além disso, o melhor de tudo é que serão apresentadas ideias sobre como colocar essas informações em prática, de preferência de maneira deliciosa.

"Se você se alimenta de acordo com o padrão da dieta ocidental adotada pela maioria das pessoas no mundo moderno, é provável que venha a desenvolver alguma doença cardíaca."

DR. JOEL FUHRMAN

O SISTEMA CARDIOVASCULAR: O QUE É E COMO FUNCIONA

Ter uma noção de como funciona o sistema cardiovascular ajuda a construir uma imagem do que acontece em seu organismo e a entender como pequenas mudanças na alimentação e no estilo de vida têm um grande impacto sobre ele e, especialmente, como sua dieta atual e as mudanças que você faça nela podem afetar suas preocupações específicas. O sistema cardiovascular é constituído pelo coração, pelos vasos sanguíneos e por seus conteúdos.

O SANGUE

Sem dúvida, o ponto de partida mais óbvio sobre o assunto. Esse tecido é a razão da existência do sistema circulatório, e saber o que ele é, de que é constituído e que papéis desempenha será muito útil mais tarde.

Uma das principais funções do sangue é atuar como sistema de transporte. Ele leva oxigênio e nutrientes para as células e os tecidos do corpo. Os nutrientes que ingerimos – vitaminas, minerais, aminoácidos, gorduras, glicose ou seus subprodutos – são vitais para o funcionamento diário de cada célula em cada órgão de cada sistema. Esses nutrientes e seus subprodutos chegam aonde têm de chegar por meio do sangue. O sangue também transporta resíduos que devem ser eliminados. Nossas células são muito boas ao cuidar da limpeza; elas processam os resíduos e os descartam no sistema circulatório, que se encarrega da eliminação.

O sangue é constituído de diversos componentes, apresentados a seguir.

O PLASMA

É a porção líquida do sangue e compõe cerca de 55% do volume sanguíneo. É quase incolor – de um sutil amarelo pálido – e constituído principalmente por água com traços de proteínas, fatores de coagulação e nutrientes em suspensão. No plasma há também anticorpos e outros importantes elementos para nosso sistema imunológico.

OS ERITRÓCITOS

Também conhecidos como glóbulos vermelhos, são aquelas células que costumamos ver em imagens e animações que representam o sangue. A principal função é transportar oxigênio aos tecidos. Os glóbulos vermelhos contêm uma estrutura proteica chamada hemoglobina. Ela é considerada uma metaloproteína (proteína que contém íons metálicos em sua constituição), uma vez que o ferro é parte importante de sua estrutura. O ferro na hemoglobina se liga ao oxigênio para transportá-lo ao longo da corrente sanguínea, na qual pode ser depositado em células e tecidos. É por isso que pessoas com anemia ou deficiência de ferro ficam muito cansadas e indispostas, uma vez que sua capacidade de entregar oxigênio vital para as células é diminuída. Se as células não receberem oxigênio suficiente, sua capacidade de produzir energia e desempenhar muitas funções importantes ficará bastante prejudicada, favorecendo um rápido surgimento de fadiga e mal-estar extremos.

OS LEUCÓCITOS

Também conhecidos como glóbulos brancos, são o segundo tipo de célula mais abundante em nosso sangue. Eles constituem basicamente o exército do sistema imunológico, patrulhando o organismo à procura de qualquer coisa que esteja perturbando a paz.

Os leucócitos conseguem rapidamente identificar invasores que estejam tentando causar uma infecção ou outro tipo de dano. Eles são capazes de detectar, também, células que estejam sofrendo por qualquer razão. Conseguem dizer se uma de nossas células está infectada e se está com algum problema. Eles podem identificar, ainda, células que estejam sofrendo mutações patológicas, como as que ocorrem em estágios iniciais do câncer. Quando fazem essa identificação, podem dar início a uma série de eventos para enfrentar os problemas. Alguns incidentes são controlados apenas pelos leucócitos; outros podem exigir que os leucócitos recrutem reforços e apoio.

Existem diversos tipos de glóbulos brancos, com funções ligeiramente diferentes. Não entrarei nesses detalhes agora, mas, conforme avançarmos na leitura, essas sutis diferenças serão mencionadas se forem relevantes para a visão geral da saúde cardiovascular.

OS TROMBÓCITOS

Também chamados de plaquetas, são o terceiro tipo mais abundante de células constituintes da parte não líquida do sangue. Seu papel é promover o que chamamos de hemostasia, ou seja, basicamente interromper o sangramento de ferimentos. Quando você se corta, o sangue não fica saindo de seu corpo sem parar; nós teríamos sérios problemas se fosse assim. Tudo isso graças aos trombócitos.

Os trombócitos interrompem o sangramento ao seguirem para a área lesionada e formarem um tampão plaquetário. Esse tampão é exatamente o que parece: um aglutinado dessas células que obstruem a lesão. Quando isso ocorre, as plaquetas enviam uma série de mensageiros químicos. Fatores de coagulação (substâncias que auxiliam no processo de coagulação) que circulam no plasma são sensíveis a esses sinais e, quando chegam à área do tampão, começam a formar uma estrutura fibrosa chamada fibrina, que constitui uma rede ao redor do tampão e o estabiliza.

Essa série de eventos é algo importante a lembrar, uma vez que é parte vital na compreensão de alguns processos que ocorrem no organismo de uma pessoa que apresenta alguma doença cardiovascular.

O CORAÇÃO

Esse espantoso sistema de bombeamento é tão complexo que está além da capacidade dos melhores engenheiros. Houve inúmeras tentativas de replicá-lo, e todas fracassaram deploravelmente. Existem sistemas artificiais que podem desempenhar seu trabalho durante procedimentos cirúrgicos, mas nada que consiga chegar perto de reproduzir sua funcionalidade. Mais ou menos do tamanho de um punho fechado, o coração leva o sangue desoxigenado (sangue que depositou todo o seu oxigênio vital nos tecidos do organismo) que está nas veias para os pulmões, para que ele se oxigene antes de ser novamente levado para os tecidos do organismo. Ele é dividido em quatro câmaras: dois átrios e dois ventrículos. Entre cada átrio e ventrículo há uma valva unidirecional que evita que o fluxo sanguíneo mude de direção, garantindo que o bombeamento do sangue funcione continuamente em apenas uma direção, de maneira perfeitamente orquestrada.

ANATOMIA DOS VASOS SANGUÍNEOS

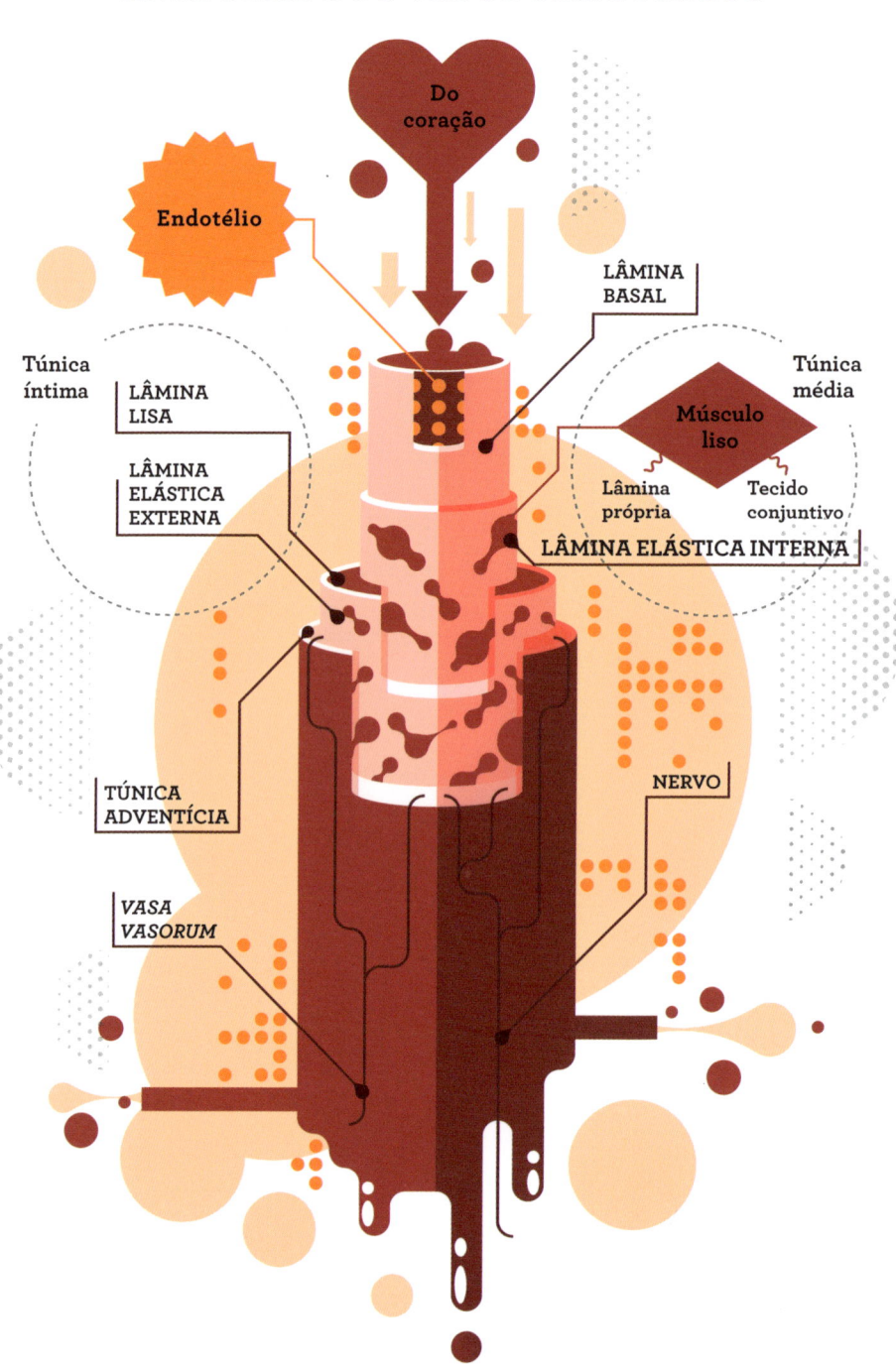

Do coração

Endotélio

LÂMINA BASAL

Túnica íntima

LÂMINA LISA

LÂMINA ELÁSTICA EXTERNA

Túnica média

Músculo liso

Lâmina própria

Tecido conjuntivo

LÂMINA ELÁSTICA INTERNA

TÚNICA ADVENTÍCIA

NERVO

VASA VASORUM

O coração humano é dividido em duas metades, com duas câmaras em cada uma. O lado direito e o lado esquerdo do coração têm duas funções distintas: o direito encaminha o sangue que tem níveis baixos de oxigênio para os pulmões, os quais retiram do sangue o dióxido de carbono e elevam ao máximo seus níveis de oxigênio; o lado esquerdo do coração leva esse sangue recentemente oxigenado e o bombeia de volta para o resto do organismo, enviando oxigênio vital para nossas células.

OS VASOS SANGUÍNEOS

Nossos vasos sanguíneos (artérias e congêneres) lembram uma rede de canalização incrivelmente complexa. Milhares de vasos correm pelo nosso organismo, alguns grossos como mangueiras e outros da espessura de um fio de cabelo, levando sangue, oxigênio e nutrientes para os tecidos. Os mais espessos e calibrosos são chamados de artérias, os de calibre e espessura medianos recebem o nome de arteríolas, e os menos calibrosos e espessos são os capilares.

Conhecer a estrutura e o funcionamento dos vasos sanguíneos é fundamental para a compreensão de eventos que ocorrem em doenças cardiovasculares e para a conscientização de que a dieta e o estilo de vida podem tanto prevenir como auxiliar o tratamento dessas doenças.

Os vasos sanguíneos são formados por várias camadas que cumprem diferentes funções. Dessas camadas, as duas com as quais eu quero que você tenha mais familiaridade – e aquelas de que falarei com mais frequência – são o endotélio e a camada de músculo liso.

O MÚSCULO LISO

A maior parte das paredes dos vasos sanguíneos é formada pelo músculo liso, que é um músculo involuntário (o que significa que ele reage a alterações ambientais e químicas, e não a um comando voluntário, como quando movemos um músculo da perna, por exemplo).

Os vasos sanguíneos têm de reagir de maneira incrivelmente rápida ao ambiente em constante mudança de nosso corpo e à contínua flutuação nas necessidades de oxigênio e nutrientes de nossos tecidos. Para reagirem com essa eficiência, os vasos sanguíneos têm de mudar de tamanho e de forma com muita velocidade.

A musculatura lisa das paredes dos vasos sanguíneos pode se contrair e relaxar rapidamente para permitir que essas mudanças ocorram. Essa capacidade tem grande relevância para as doenças cardíacas (ver página 27).

O ENDOTÉLIO

O endotélio é uma membrana interna incrivelmente delicada e inacreditavelmente flexível e complexa que reveste nossos vasos sanguíneos.

À primeira vista, o endotélio age como uma barreira física entre o conteúdo dos vasos sanguíneos e o restante da estrutura dos vasos. Essa característica é muito importante, uma vez que existem muitos componentes potencialmente perigosos em nossa circulação que poderiam afetar a saúde dos vasos.

O endotélio também regula muitos aspectos do funcionamento dos vasos sanguíneos, de responder a sinais hormonais a controlar até mesmo a atividade da musculatura lisa descrita acima. A saúde do endotélio é muito importante para a saúde cardiovascular em geral e será tema recorrente neste livro.

FISIOLOGIA BÁSICA

O.k., eu não espero que você de repente se transforme em um cirurgião cardiovascular ou coisa parecida, mas estou convicto de que você deve ter o máximo possível de informações sobre o funcionamento interno de seu corpo. Há alguns aspectos sobre o modo como o sistema cardiovascular trabalha que vão realmente ajudá-lo tanto a começar a contextualizar as informações deste livro como a entender o organismo em um contexto mais abrangente. Quanto mais você conseguir assimilar o que está acontecendo, mais fácil será compreender quão fundamental é a nutrição para a solução dos problemas de saúde. É vital conhecer algumas áreas principais, coisas que você já deve ter ouvido centenas de vezes – ou de seu médico ou em noticiários. A primeira delas é apresentada a seguir.

PRESSÃO ARTERIAL

Todos sabemos que, se nossa pressão arterial estiver muito elevada, estaremos com algum problema. A British Heart Foundation estima que pode haver, no Reino Unido, mais de 5 milhões de hipertensos não diagnosticados.[3] Esse é um número muito elevado. Mas o que é pressão arterial? O que esse termo significa e por que se fala tanto a respeito?

A pressão arterial é basicamente a pressão que o sangue em circulação exerce sobre a parede das artérias. É preciso haver certa quantidade de pressão em nossos vasos de maneira que cada contração do coração possa empurrar o sangue para onde ele precisa ir. Conforme o sangue se movimenta, ele exerce pressão contra as paredes dos vasos. É isso.

Quanto mais alta for a pressão arterial, mais força é empregada sobre as paredes das artérias, as quais, embora sejam projetadas para suportar uma grande carga de força, não estão preparadas para lidar com uma força ilimitada. Chegamos a um ponto em que muita pressão passa a ser um problema. Se sua pressão arterial ficar muito elevada por muito tempo, os vasos sanguíneos começarão a ficar mais suscetíveis a lesões, e qualquer área que já tenha se lesionado em decorrência de algum evento anterior corre o risco de piorar.

---

3 No Brasil, segundo a Sociedade Brasileira de Hipertensão (SBH), essa doença acomete uma em cada quatro pessoas adultas. (N.E.)

O QUE OS NÚMEROS SIGNIFICAM

Quando medimos nossa pressão arterial, somos informados (às vezes) sobre dois números, e em geral se sugere se eles são ruins ou bons. Mas o que esses números significam? Depois de medirem sua pressão, vão dizer que ela está "alguma coisa por alguma coisa"; 120 por 80 (ou 12 por 8), por exemplo. O primeiro número (sistólico) representa a pressão exercida sobre a parede das artérias quando o coração se comprime e um grande volume de sangue é jogado nos vasos sanguíneos. O segundo número (diastólico) indica a pressão exercida sobre a parede das artérias quando o coração está em repouso, ou seja, entre um batimento e outro. Então, qual desses números é mais importante? Pois bem, na maioria dos casos o mais importante é o primeiro, o número que mostra quanta pressão está sendo exercida sobre a parede das artérias em cada batimento no momento em que ele emprega mais força. Quanto mais alto for esse número, maior o risco de problemas vasculares, ataques cardíacos ou AVEs. Pressão mais alta = maiores riscos de danos. (No entanto, de acordo com informações recentes do Blood Pressure UK,[4] do Reino Unido, nas pessoas com menos de 40 anos a pressão diastólica é o melhor indicador de risco. Talvez porque possa mostrar que as paredes das artérias apresentam uma flexibilidade menor do que se esperava ou que algum tipo de enrijecimento tenha começado a acontecer.)

O QUE É NORMAL E O QUE NÃO É?

Não existe, na verdade, um número considerado ideal, e o velho ditado de que sua pressão arterial deve ser 100 mais sua idade não se sustenta muito, mas essas faixas (ver à direita) podem dar uma ideia aproximada.

O QUE CONTROLA A PRESSÃO ARTERIAL

O principal determinante da pressão arterial é um par de reações chamadas vasoconstrição e vasodilatação. A vasoconstrição diminui o tamanho e a espessura da artéria. A vasodilatação aumenta seu tamanho e sua espessura. Conforme a artéria se contrai e fica mais estreita, a pressão dentro dela aumenta muito, uma vez que um volume específico de sangue está sendo

---

4 Instituição que se dedica a orientar a população do Reino Unido sobre a hipertensão arterial realizando testes, divulgando informações e promovendo eventos de combate à doença. (N.E.)

PRESSÃO ARTERIAL

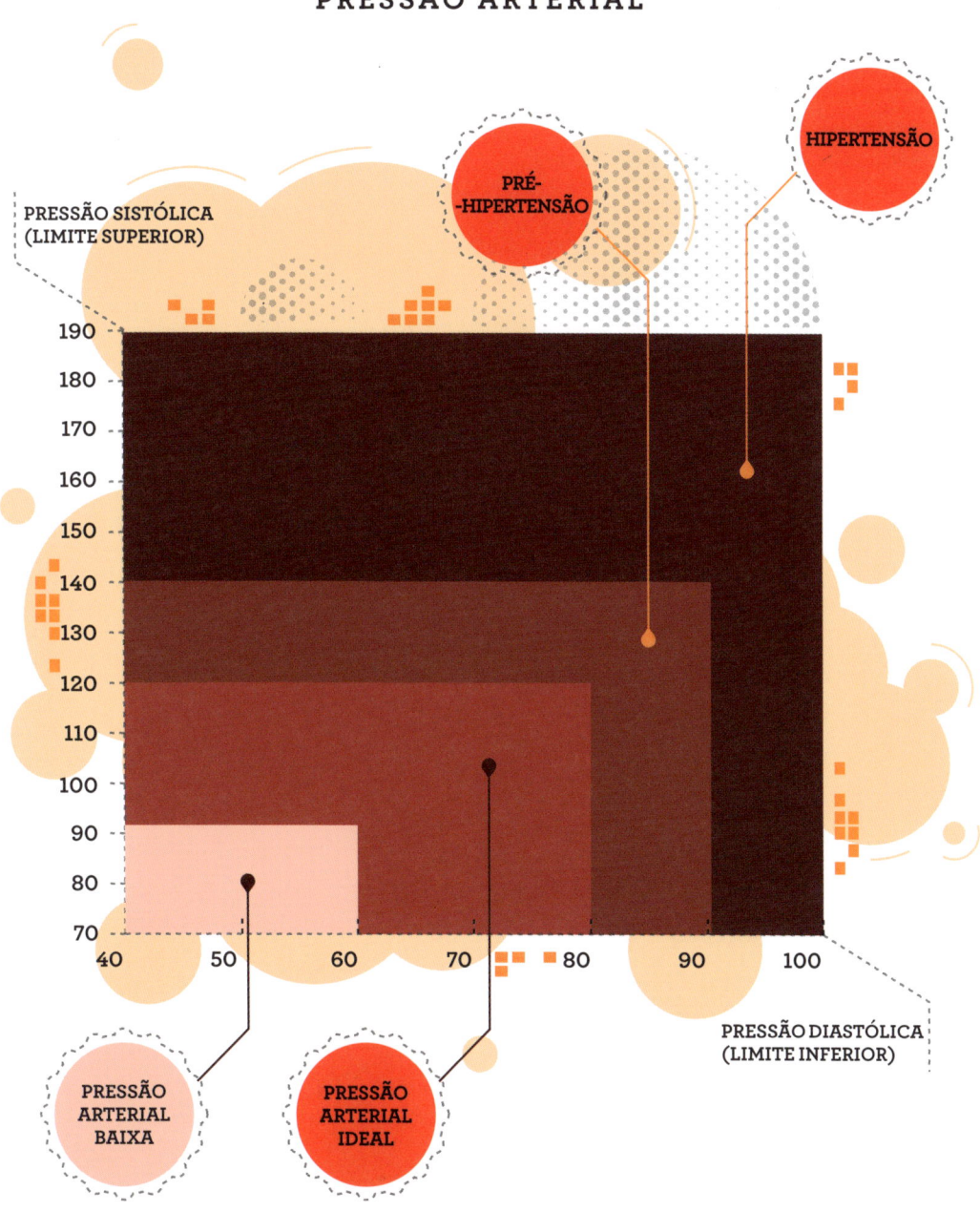

PRESSÃO SISTÓLICA
(LIMITE SUPERIOR)

PRÉ-
-HIPERTENSÃO

HIPERTENSÃO

PRESSÃO DIASTÓLICA
(LIMITE INFERIOR)

PRESSÃO
ARTERIAL
BAIXA

PRESSÃO
ARTERIAL
IDEAL

"Pense nisso. Doenças cardíacas e o diabetes, responsáveis por mais mortes no mundo do que quaisquer outros fatores combinados, são perfeitamente evitáveis com mudanças significativas de estilo de vida. Sem remédios e sem cirurgias."

DR. DEAN ORNISH

forçado a passar por um espaço menor. Quando uma artéria se dilata e fica maior, a pressão em seu interior cai, uma vez que há mais espaço para o sangue fluir; assim, menos força é exercida contra a parede das artérias. Uma artéria saudável oscila entre esses dois estados constantemente para manter o sangue circulando bem.

Tudo, desde atividades físicas até a saúde de nossos vasos sanguíneos, vai determinar a velocidade e a amplitude em que essas mudanças ocorrem. Em uma pessoa saudável, a mudança entre a vasodilatação e a vasoconstrição deve ser suave e altamente reativa. Se você voltar à página 15, verá que a maior parte das paredes dos vasos sanguíneos é constituída por camadas de músculo liso. Esse músculo liso é o componente-chave dos vasos sanguíneos e que lhes permite se dilatarem e se contraírem tão prontamente. O músculo se contrai; o vaso fica mais estreito. O músculo se relaxa; o vaso fica mais dilatado.

Lembre-se de que anteriormente foi dado grande destaque ao endotélio, aquela membrana delicada, porém de fundamental importância, que reveste nossos vasos sanguíneos. Pois bem, essa estrutura aparentemente simples é um dos principais reguladores da vasodilatação. Isso se deve ao óxido nítrico, componente químico altamente ativo que as células endoteliais produzem. Quando as células endoteliais produzem óxido nítrico, essa substância sai das células e migra para o interior das paredes dos vasos, nas quais estimula a musculatura lisa dos vasos sanguíneos a se relaxarem, o que permite que o vaso fique mais dilatado. A vasoconstrição é causada por uma série de fatores químicos, desde o cálcio que flui para o músculo até os neurotransmissores. O cálcio, por exemplo, faz com que as fibras musculares se movimentem juntas e os músculos se contraiam, o que, por sua vez, estreita a parede do vaso sanguíneo.

Em termos de como a nutrição pode influenciar esse cenário geral, a produção de óxido nítrico e a vasodilatação são as questões mais relevantes. A seção deste livro que descreve os processos de doenças cardiovasculares fornece uma boa base sobre como as coisas podem começar a dar errado com o endotélio e os efeitos em cadeia que ocorrem no sistema como um todo; assim, será explorado o papel da nutrição na saúde cardiovascular, de modo que você possa assimilar como determinados nutrientes e padrões alimentares podem ter impacto na saúde. Espera-se que, ao construir o entendimento passo a passo, você termine o livro com uma compreensão mais ampla do que está acontecendo e do que pode fazer a respeito.

COAGULAÇÃO SANGUÍNEA

A coagulação do sangue é uma reação normal e absolutamente vital contra lesões. Sem ela, estaríamos em sérios problemas. Ela basicamente descreve uma série de eventos que estancam o sangramento quando algum vaso é lesionado. Pode ser o mais óbvio tipo de lesão, como quando você se corta, ou ferimentos internos silenciosos, como o rompimento de uma parede arterial ou uma ruptura de placa (veremos mais a respeito desse assunto adiante).

Se você cortar um dedo, perceberá que ele não fica sangrando até você empalidecer e perder os sentidos. Depois de mais ou menos um minuto, o sangramento para; depois de algumas horas, começará a se formar uma casca sobre o ferimento. Esse é o processo de coagulação em ação.

Quando a área de um vaso sanguíneo fica comprometida, seja por um corte causado por uma faca, seja pela ruptura de uma placa aterosclerótica (de novo, falaremos mais a esse respeito adiante), uma reação é posta em ação. Os trombócitos (plaquetas) começam a se aglutinar em torno da área afetada para formar o tampão plaquetário. Conforme explicado anteriormente, quando isso acontece as plaquetas enviam uma série de mensageiros químicos. Fatores de coagulação que circulam pelo plasma são sensíveis a esses sinais e, quando chegam à área do tampão, passam a formar a fibrina, uma estrutura fibrosa que se constitui ao redor do tampão e o estabiliza. É algo parecido, essencialmente, com uma casca de ferida; o esparadrapo que tapa um buraco na mangueira. Um conserto provisório que estanca a hemorragia enquanto o organismo começa a reparar os tecidos comprometidos. Embora essa sequência de eventos seja arquitetada para salvar sua vida, você verá mais adiante que, quando esse processo ocorre no interior de um vaso sanguíneo, ele pode colocar sua vida em perigo.

O ENIGMA DO COLESTEROL

Acredito que não haja nenhuma outra área da saúde cercada por tantos mal-entendidos, confusões, contradições e completo pânico do que a área que trata do colesterol e de doenças cardíacas. Muitos clientes a quem atendi ao longo de anos tinham quase uma fixação com seus níveis de colesterol... e viviam apavorados pelos números.

Campanhas de saúde em massa que cruzam continentes e alcançam diferentes gerações têm estado entre os principais assuntos de saúde pública. Há campanhas pela TV, bebidas com nomes engraçados, etc. E há muitos esforços no sentido de fazer com que todos nós reduzamos nosso colesterol e, é claro, muitas oportunidades comerciais também. Mas quantos de nós realmente entendemos nosso colesterol, sabemos o que ele é ou sabemos o significado de pelo menos metade da terminologia envolvida no assunto?

Vamos deixar uma coisa bem clara desde o início: o colesterol é uma substância vital. O fato de o nosso organismo produzir até 1 g de colesterol por dia, independentemente do que consumimos em nossa dieta, é um bom sinal de que essa substância talvez seja necessária, e não a vilã assassina que fomos levados a acreditar que fosse. Mecanismos que levam a tal escala de produção no interior de nosso organismo não podem ser atribuídos a uma infeliz falha fisiológica; eles existem porque essa substância é vital para nossa saúde. O colesterol é necessário para a produção e a manutenção das membranas celulares.

Cada célula em nosso organismo é constituída por centenas de diferentes peças de uma engrenagem e uma série de sinalizações bioquímicas e sistemas de transmissão. Essas substâncias são mantidas no lugar por uma dupla camada lipídica chamada membrana. A membrana ajuda ainda nossas células a funcionarem, já que está ativamente envolvida no transporte de mensagens de fora da célula para seu interior e movendo substâncias de dentro para fora e de fora para dentro. Portanto, no final das contas, ela é muito importante. O colesterol ajuda a fortalecer e unir as camadas dessa estrutura, o que a torna mais resistente. Ele também ajuda a proteger proteínas específicas encontradas no interior das paredes da membrana celular que estão envolvidas na transmissão de sinais entre o interior e o exterior das células.

O colesterol também desempenha um papel incrivelmente importante na digestão, uma vez que é usado na produção dos ácidos biliares que são produzidos pelo fígado e liberados durante a digestão. Eles estão envolvidos especificamente no auxílio da quebra das gorduras em partículas menores e, portanto, mais fáceis de serem absorvidas. O colesterol desempenha mais um papel fundamental: é o precursor metabólico de algumas substâncias vitais ao organismo. Uma dessas substâncias principais é a vitamina D.

Como talvez você já saiba, a vitamina D é o nutriente queridinho da vez e tema de inúmeras pesquisas. O que estamos descobrindo a respeito dessa vitamina é realmente extraordinário. Todos sabemos que ela é importante para a manutenção da saúde óssea, uma vez que ajuda o corpo a utilizar o cálcio adequadamente. Mas seus benefícios não param por aí: mostrou-se que ela afeta a mente e o humor e que também regula as respostas imunológicas.

De onde ela vem? Bem, uma boa quantidade vem da comida, de alimentos como óleo de peixe e vísceras. Mas a principal fonte dessa vitamina para os seres humanos é a conversão de colesterol em vitamina D quando expomos a pele à radiação ultravioleta (o sol)! Na Inglaterra, por exemplo, o sol quase não aparece na maior parte do ano, portanto, se a população de países assim ainda tivesse níveis muitos baixos de precursores de vitamina D, ela estaria diante de um problema muito sério.

O colesterol também é o precursor de nossos principais hormônios sexuais: estrogênio e testosterona. O organismo precisa de colesterol para produzi-los. Eu não sei quanto a você, mas eu, particularmente, não quero ver meus níveis de testosterona baixarem tão cedo! Então, levando em conta tudo isso, acho que está claro que o colesterol não é o destruidor demoníaco da saúde que estamos condicionados a pensar que ele é.

LDL E HDL

Aposto que você já deve ter ouvido as expressões "colesterol LDL" e "colesterol HDL". Eles costumam ser identificados também como "colesterol ruim" e "colesterol bom". O que essas expressões significam? Bem, para início de conversa, só há um tipo de colesterol. Colesterol = colesterol. Trata-se de uma substância densa e cerosa.

Como tal, ele não se mistura bem com nosso sangue (óleo e água simplesmente não se misturam), então, dependendo apenas de seus mecanismos, ele não chegaria muito longe apenas se movendo em torno de si mesmo e de outras substâncias gordurosas de nossa corrente sanguínea.

Para esse fim, o organismo possui seu próprio sistema de transporte que garante a circulação do colesterol pelo corpo. É como se existissem duas diferentes linhas de um ônibus chamado lipoproteína, uma proteína que pode empacotar e transportar substâncias gordurosas. LDL = lipoproteína de baixa densidade (do inglês *low density lipoprotein*) e HDL = lipoproteína de alta densidade (do inglês *high density lipoprotein*). O LDL leva o colesterol do fígado para as células de nosso organismo pela corrente sanguínea. O HDL leva o colesterol de volta do sangue para o fígado, onde é reciclado e sintetizado.

Então, na teoria, se seu colesterol LDL (ruim) estiver alto, você terá mais probabilidade de desenvolver alguma doença cardíaca, mas se, por outro lado, seu HDL estiver alto, você terá motivo para comemorar. A proposição básica sempre foi – por muito tempo – a de que um excesso de colesterol no sangue começaria a se depositar nas paredes arteriais e formar placas (os ateromas). Simples assim. Pensava-se que, quanto maiores fossem os níveis de colesterol, maiores seriam os riscos de surgimento de doenças cardiovasculares, uma vez que mais colesterol estaria sendo depositado nos tecidos. Sendo assim, o protocolo médico para a prevenção de doenças cardiovasculares centrava-se em manter baixos os níveis de colesterol.

Por algumas décadas, os profissionais de medicina estabeleceram, satisfeitos, um marcador bioquímico (colesterol) em uma tentativa de reduzir os casos de doenças cardiovasculares. Não demorou muito para surgir um mercado multibilionário de fármacos, como as estatinas; paralelamente, o mercado de alimentos funcionais também estava começando a estourar.

Com o passar dos anos e com o avanço das pesquisas, contudo, esse cenário claro e essa teoria perfeita começaram a ruir. Você sabia que quase 75% das pessoas que tiveram um ataque cardíaco apresentavam níveis clínicos de colesterol "normais"? Normais em níveis considerados saudáveis... é aqui que surge o enigma! Estudos recentes têm mostrado ainda que grande parcela de pacientes com alguma doença cardíaca apresenta um nível de colesterol abaixo da média. Fica claro, então, que não se trata apenas de um jogo de números. Alguma outra coisa deve estar acontecendo.

Talvez não tenhamos entendido a pegadinha! Existem populações no planeta – como os inuítes, por exemplo – que têm níveis assombrosamente altos de colesterol e, ainda assim, quase não apresentam doenças cardíacas. Será que existe algo mais em seu ambiente, em sua dieta ou mesmo em seus genes que lhes ofereça proteção contra essas doenças? Se o colesterol fosse o único fator patogênico em jogo, essa falta de clareza e essa contradição aparentemente cabal simplesmente não existiriam.

PROCESSOS DAS DOENÇAS CARDIOVASCULARES

Uma doença cardíaca não é algo que simplesmente aparece do nada. Ela é resultado de inúmeras pequenas alterações que vão acontecendo com o tempo. Muitas das coisas que você ouviu dizer serem fatores de risco para o coração – como a hipertensão ou o tabagismo – essencialmente dão o pontapé inicial para uma série de eventos que podem levar a uma condição conhecida como doença cardíaca.

Existem diversos eventos causadores de doenças. Não há uma ordem específica para a ocorrência desses eventos, e muitas vezes um acaba desencadeando o outro, em um círculo vicioso. A seguir serão descritos os principais eventos, os processos patológicos essenciais e certamente aqueles que são o objeto principal da maioria dos estudos. Compreendê-los adequadamente ajuda a entender melhor como a nutrição e o estilo de vida podem ser as partes mais eficazes da proteção contra doenças cardiovasculares.

DISFUNÇÃO ENDOTELIAL

O endotélio, como já vimos anteriormente, é a membrana que reveste a parte interna dos vasos sanguíneos. Essa fina membrana é absolutamente fundamental para a manutenção da função do restante do vaso sanguíneo, e quando há algum problema as consequências podem ser devastadoras para a saúde cardiovascular.

Uma das ocasiões em que o endotélio mais tende a começar a funcionar mal é quando ele apresenta uma reduzida produção, utilização ou liberação de óxido nítrico, substância química sintetizada – e liberada – naturalmente pelas células endoteliais. O óxido nítrico controla vários aspectos da biologia vascular: reduz a coagulação sanguínea, o movimento dos glóbulos brancos nas paredes dos vasos (ver a formação de placas, na página 30) e a oxidação do colesterol LDL. O papel mais importante e mais compreendido do óxido nítrico, porém, é a vasodilatação, que significa a dilatação dos vasos sanguíneos (para recordar sobre pressão arterial, ver página 17). Trata-se do relaxamento das paredes musculares dos vasos, estimulado, na maior parte das vezes, simplesmente pela pressão exercida pelo fluxo sanguíneo contra essas paredes. O óxido nítrico é sintetizado e liberado pelas células endoteliais em resposta a alterações pontuais que indicam a necessidade de uma mudança na pressão arterial ou na função dos vasos.

Começam a surgir problemas quando a liberação ou a utilização do óxido nítrico se encontram prejudicadas. A primeira e mais óbvia consequência é a redução na capacidade de os vasos se dilatarem diante da pressão exercida pelo sangue. Vamos usar a analogia da mangueira para deixar essa questão mais clara. Imagine que você tenha duas mangueiras: uma, de borracha flexível e adaptável ao fluxo e à pressão; a outra, de um plástico rígido e inflexível. Quando a água corre por elas em ritmo normal e estável, as duas funcionam perfeitamente bem. Mas o que acontecerá se você abrir a torneira na pressão máxima? A mangueira de borracha flexível, quando tiver de lidar com o repentino aumento da pressão, vai simplesmente se esticar e se expandir para "adaptar-se ao fluxo". A mangueira de plástico rígido não tem elasticidade, portanto começa a rachar e a romper-se sob pressão.

Esse exemplo fornece uma visão de como as coisas dão errado quando os vasos sanguíneos estão menos responsivos às alterações de pressão. De repente nos vemos mais propensos a ter danos no endotélio diante de uma pressão maior contra as paredes dos vasos, e quaisquer áreas anteriormente lesionadas e placas (ver página 30) estarão mais suscetíveis a novas lesões e rompimentos. Os estágios iniciais de lesão endotelial, seja induzida por estresse físico, seja por outros motivos, envolvem e levam a...

INFLAMAÇÃO

De acordo com o rumo que as pesquisas têm tomado, podemos dizer que, independentemente do que esteja ocorrendo no organismo, a doença cardiovascular é, em essência, uma condição inflamatória. Inflamação que causa lesões ao endotélio, desencadeando mais mutações fisiopatológicas no organismo.

Inflamações são eventos normais, naturais e vitais. Eles ajudam o sistema imunitário a lidar com agentes patogênicos, infecções ou tecidos lesionados. Na ocorrência de doenças cardiovasculares, é como se houvesse uma rua de mão dupla, ou um círculo vicioso. A inflamação pode causar disfunção endotelial; a disfunção endotelial pode causar inflamação.

Uma das principais e mais amplamente aceitas causas de inflamação no endotélio é a oxidação do colesterol LDL. O colesterol LDL pode interagir com radicais livres circulantes (moléculas de oxigênio reativas que causam danos) e ser facilmente oxidado (danificado e quimicamente alterado). Quando isso acontece, o colesterol oxidado pode causar lesões ao endotélio. A oxidação aumenta bastante a capacidade do LDL de penetrar no endotélio e causar algum dos danos destacados na página seguinte (formação de placas). Outros fatores que podem desencadear inflamações são tabagismo, níveis altos de insulina – causados pelo consumo excessivo e prolongado de alimentos de alto índice glicêmico (IG) – e estresse.

Mas, provavelmente, o fator mais determinante de todos, para a maioria dos habitantes do mundo ocidental, são as gorduras "ruins" que fazem parte de nossa dieta. No capítulo seguinte, abordarei com mais detalhes a relação entre nutrição, doenças cardíacas e saúde cardíaca, mas já adianto que no mundo ocidental estamos consumindo uma quantidade muito grande de gordura que pode estar nos matando lentamente. Antes que você pense que vou falar sobre a teoria ultrapassada a respeito de gordura saturada e da qual você já ouviu falar milhões de vezes ao longo de décadas – e que por sinal se mostrou equivocada –, pense mais uma vez. Preste atenção: a gordura saturada não é o vilão que você provavelmente sempre pensou que fosse.

Na verdade, a culpada foi a substituição que fizemos quando todos começamos a trocar a manteiga pelas margarinas "boas para o coração"! Estamos consumindo muito algo chamado ômega 6 (ver página 34 para mais informações a respeito). O ômega 6 é um ácido graxo poli-insaturado que, quando metabolizado pelo corpo em partes mais que minúsculas, na verdade exacerba inflamações.

Quando a inflamação surge no endotélio, a próxima série de eventos que pode ocorrer é a...

FORMAÇÃO DE PLACAS

Placas são as formações que se acumulam nas paredes dos vasos sanguíneos durante o que se chama processo aterosclerótico. É a isso que as pessoas estão se referindo quando, usando uma terminologia um pouco mais coloquial, falam que estão com as artérias "entupidas" ou "obstruídas". As placas são o resultado de uma série de eventos, e conhecer alguns dos estágios desses eventos ajuda a entender que elementos da dieta e do estilo de vida podem auxiliar na prevenção e no controle dessa condição.

O primeiro estágio desse processo origina-se de agressões ao endotélio, aquela membrana fina que reveste os vasos sanguíneos. O endotélio pode ser suscetível a danos, dependendo das circunstâncias (como aquelas que se originam de disfunção endotelial, descritas na página 27). Quando essa agressão ocorre, elementos presentes na corrente sanguínea – como colesterol e gorduras – podem ficar presos na área afetada. O colesterol que ficou preso nessa área de repente se torna mais suscetível à oxidação e a danos, em razão do conjunto de respostas químicas que ocorrem quando todo esse "lixo" circulatório vai sendo acumulado. Quando o colesterol se oxida, é desencadeada uma reação inflamatória. Essa reação aciona os glóbulos brancos presentes na circulação, que se dirigem ao local da lesão vascular. Os glóbulos brancos, sendo o que são, começam a trabalhar arduamente para tentar limpar a sujeira, porque, afinal de contas, essa oxidação consistente do colesterol pode causar danos incalculáveis se não for controlada. Então, a fim de conter esse processo, os glóbulos brancos começam a ingerir o colesterol oxidado.

Quando os glóbulos brancos fazem essa operação, eles começam a se transformar no que se conhece como células espumosas. Quando eles passam por essa transformação, sua capacidade normal de se mover e circular fica comprometida e eles permanecem imóveis no local afetado. Esse é o primeiro estágio do que se denomina estrias gordurosas, ou acúmulo de gordura, no interior da parede do vaso sanguíneo.

Conforme esse processo avança, as células da musculatura lisa das paredes musculares do vaso também começam a se mover em direção à massa de células espumosas e ajudam na formação de uma matriz de fibras que podem se tornar essa estria gordurosa mais estável. Ela se transforma em um agregado de materiais gordurosos coberto por uma rede fibrosa que, essencialmente, mantém tudo no lugar.

Essa placa pode às vezes ser bastante estável e se manter ilesa no vaso sanguíneo durante toda a vida. Outras vezes, as placas podem ser muito instáveis, o que significa que a mais sutil elevação da pressão arterial, ou aumento da força que o fluxo sanguíneo exerce sobre a parede do vaso sanguíneo, pode causar sua ruptura, o que faz surgir um trombo (ver abaixo). Além disso, uma inflamação crônica acumulada por muito tempo pode causar a liberação de enzimas capazes de quebrar a rede fibrosa, levando, mais uma vez, à ruptura da placa. Quando isso acontece, o estágio seguinte é a...

FORMAÇÃO DE TROMBOS

Quando placas ateroscleróticas se rompem, logo se forma um coágulo de sangue ao redor do local de ruptura. Esse processo pode ser comparado à formação de uma casquinha quando você corta um dedo. Quando ocorre a lesão, a área afetada libera sinais químicos que ativam as plaquetas do sangue. As plaquetas são conhecidas como fragmentos de células, pois não contêm núcleo e seu mecanismo é muito menos complexo do que o da maioria das células que constituem nosso organismo.

Quando as plaquetas estão ativadas, elas se tornam sensíveis aos efeitos de diferentes fatores de coagulação. Esses variados fatores de coagulação se juntam ao processo, ligando as plaquetas usando uma rede fibrosa chamada fibrina. A fibrina acaba sendo quase como uma rede que mantém tudo no lugar.

Esse coágulo pode crescer bastante, a ponto de obstruir por completo o interior do vaso sanguíneo. Quando isso acontece, o tecido que seria irrigado por esse vaso fica sem oxigênio. Dependendo do tempo que essa condição perdurar, o tecido poderá perder parte de suas funções ou morrer. Isso é o que conhecemos como infarto.

Em um ataque cardíaco, isso ocorre em uma artéria que leva sangue para o músculo cardíaco. Em um AVE, isso ocorre em uma artéria que leva sangue para o cérebro.

FORMAÇÃO DE TROMBOS

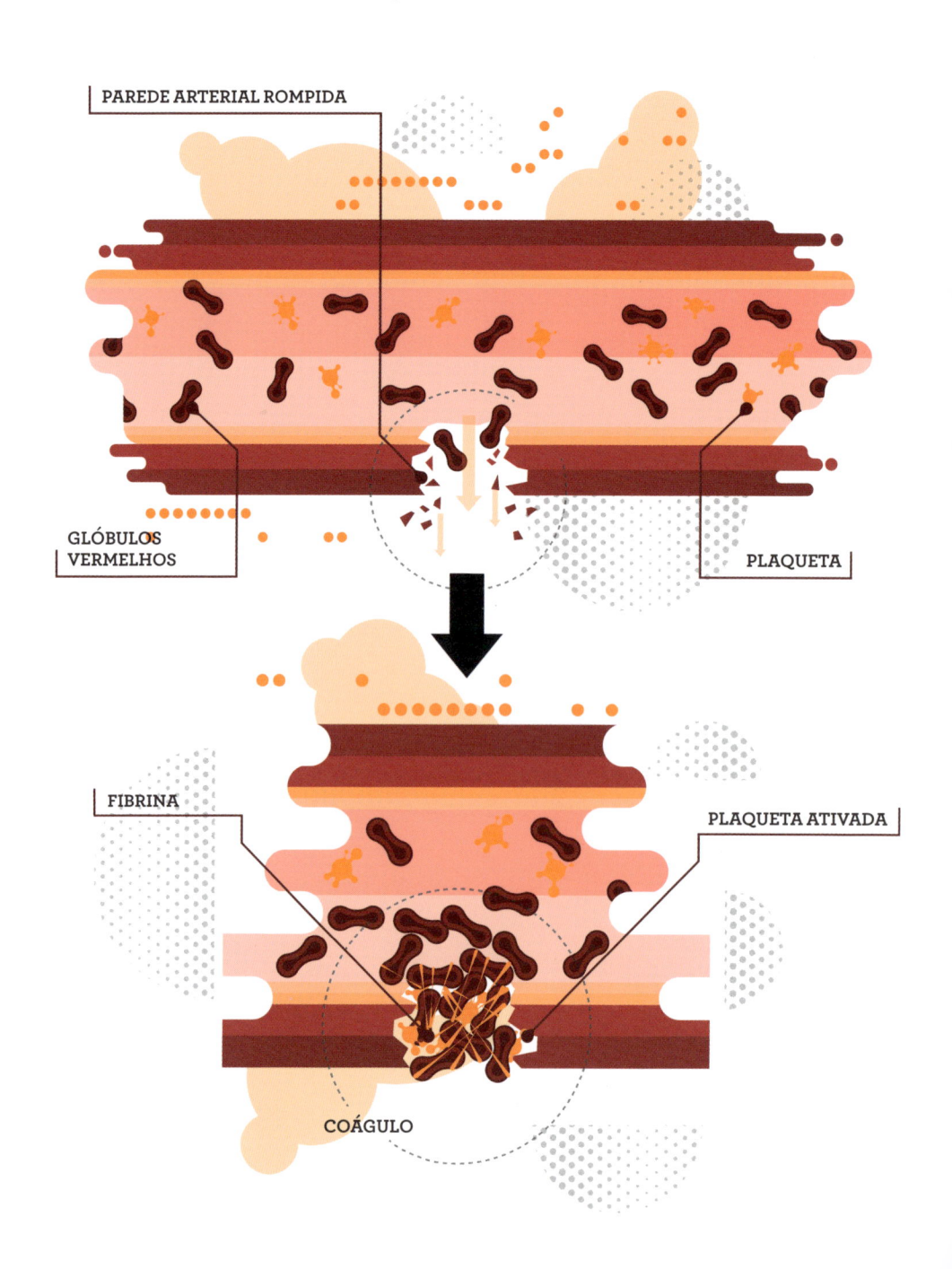

Às vezes, o coágulo se forma em um vaso sanguíneo relativamente dilatado e não é suficientemente grande para causar uma oclusão (obstrução) do vaso. Mas, com as alterações da pressão arterial e a força exercida sobre o vaso sanguíneo pela circulação do sangue, os coágulos (trombos) podem ser deslocados. Eles podem, então, movimentar-se ao longo do sistema circulatório.

Quanto mais próximos de tecidos vitais, menores os vasos sanguíneos e mais intricadas suas conexões. Conforme um trombo se move ao longo dessas aparentemente infinitas conexões, mais cedo ou mais tarde ele vai acabar alcançando um vaso que é simplesmente muito pequeno para acomodá-lo, o que resultará em obstrução.

O PAPEL DA NUTRIÇÃO NA SAÚDE CARDÍACA E NA PREVENÇÃO E NO CONTROLE DE DOENÇAS

Sabe-se com certeza que 90% dos casos de doenças cardiovasculares poderiam ser evitados. Sei que pode parecer uma afirmação muito ousada, mas mesmo assim eu a mantenho. Essas doenças são resultado de nosso ambiente. Embora boa parte dos detonadores de doenças faça parte do meio externo no qual vivemos – como estresse, poluição, etc. –, quando falamos em ambiente estamos nos referindo à área bioquímica interna do organismo. E não há nada que possa influenciar mais essa área bioquímica do que nossa dieta. Com algumas mudanças simples, podemos fazer com que nossa dieta seja cardioprotetora. Isso significa que ela pode preservar a saúde cardiovascular, potencialmente prevenir o dano de tecidos e desempenhar um papel importante no controle de quaisquer problemas cardiovasculares existentes.

ÔMEGA 3, ÔMEGA 6 E UMA QUESTÃO DE EQUILÍBRIO

Muitos de vocês que estão familiarizados com meu trabalho já terão percebido que sou um pouco obcecado por gorduras alimentares. Tenho convicção de que a composição da gordura em nossa dieta é um dos principais determinantes da nossa saúde cardiovascular (ou da falta dela). No entanto, a fixação com a relação existente entre gorduras alimentares e saúde cardiovascular é a razão que nos levou a essa imensa encrenca: há uma quantidade enorme de pessoas com problemas cardiovasculares no mundo todo. Nas últimas quatro ou cinco décadas, os padrões de gordura ingerida em nossa alimentação mudaram drasticamente. Isso se deve principalmente ao trabalho de um homem chamado Ancel Keys.

Keys foi um fisiologista norte-americano que levantou a hipótese de que a causa das doenças cardiovasculares estava no consumo de gordura saturada. Ele era um homem muito ambicioso e lançou-se à tarefa de provar sua hipótese com obstinação. Para isso, Keys concebeu um estudo em 22 países, buscando uma correlação entre o consumo de gordura saturada e o desenvolvimento de doenças cardiovasculares. O curioso é que, quando de sua publicação, o trabalho recebeu o nome de "Estudo dos sete países": apenas os resultados de sete dos 22 países pesquisados foram usados, e suas conclusões pareceram realmente muito impressionantes. Os dados produziram uma bela curva positiva e essencialmente provaram que a hipótese de Keys que associava o consumo de gordura saturada à incidência de doenças cardiovasculares estava correta. Mas espere um minuto: e os outros 15 países? O que está acontecendo aqui?

Descobriu-se que os sete países selecionados eram aqueles cujos resultados corroboravam a teoria de Keys. Se ele tivesse apresentado os resultados dos 22 países, os dados não teriam mostrado absolutamente nenhuma correlação entre o consumo de gordura saturada e a incidência de doenças cardiovasculares. O material publicado era, na verdade, um artigo fraudulento e tendencioso. Houve inclusões e exclusões seletivas de modo que se "provasse" algo que não existia. Mas, lamentavelmente, o mundo todo comprou essa ideia, e Keys se tornou um herói.

Ele logo apareceu na capa da revista *Time*, e seu estudo capcioso se tornou a inspiração para o maior fiasco sobre saúde pública de que se tem notícia. O governo norte-americano se apressou em desenvolver uma campanha de saúde pública que estimulava a população a abandonar a gordura saturada e optar por uma dieta com alimentos ricos em amido e gorduras supostamente "boas para o coração", como óleo de girassol e margarina. Pouco tempo depois, essa mesma mensagem de saúde pública foi disseminada no Reino Unido e começou a dominar todo o mundo ocidental. Nós compramos essa ideia. E aí o problema começou.

Você na verdade pode observar, ao analisar os dados de instituições como a Organização Mundial da Saúde (OMS), que, conforme adotamos essas mudanças em nossa dieta e passamos a consumir mais alimentos com amido e mais gorduras poli-insaturadas, a incidência de doenças cardiovasculares, diabetes tipo 2 e câncer começou a subir, e de repente a obesidade se tornou uma epidemia.

Então, por que essas mudanças na dieta são um problema? Bem, falarei sobre alimentos ricos em amido com mais detalhes quando eu discutir os efeitos glicêmicos dos alimentos e sua relevância para a saúde cardíaca. Mas, por enquanto, vamos dar uma olhada nas gorduras que começamos a consumir em substituição às gorduras saturadas. A ideia era de que precisávamos consumir um maior volume de gorduras vegetais; assim, os óleos e margarinas à base de girassol, de milho e de soja se tornaram muito populares. Com má-fé, começou a ser incluída (e ainda o é) a informação "bom para o coração" no rótulo de produtos assim e em seus anúncios publicitários.

ÔMEGA 6

O problema que foi completamente negligenciado no começo dessa onda é que a maioria dos óleos vegetais é muito rica nas substâncias chamadas ácidos graxos ômega 6. Esses ácidos graxos são fundamentais para nosso organismo e devem ser obtidos por meio da dieta, uma vez que nosso organismo não os produz. Até aí, tudo bem. O problema é que, contudo, nós precisamos de ômega 6 até certo limite. Se ultrapassarmos esse limite, o organismo o metabolizará de maneira ligeiramente diferente daquela que faria em níveis seguros, modificando-o para pior. Ácidos graxos da dieta são elementos metabólicos fundamentais para muitas estruturas e componentes do organismo. Um dos importantes e vitais grupos que eles originam é o grupo de sinalizadores chamado prostaglandinas. Um dos principais papéis que as prostaglandinas desempenham no organismo – e isso é muito importante – é o controle de inflamações.

Há três diferentes tipos de prostaglandinas: da série 1, da série 2 e da série 3. As da série 1 têm moderada ação anti-inflamatória. As da série 3 têm intensa ação anti-inflamatória, eliminando ou reduzindo processos inflamatórios e regulando os sinais da dor. As prostaglandinas da série 2, por outro lado, na verdade dão origem a processos inflamatórios e os exacerbam. Não se trata de algo ruim em si, desde que o organismo esteja em condições de produzir e enviar quantidades suficientes desses componentes para controlar adequadamente os processos inflamatórios.

Mas o desequilíbrio das gorduras alimentares em nosso organismo pode interferir nesse processo. Diferentes gorduras alimentares são metabolizadas para formar diferentes séries de prostaglandinas. Os ácidos graxos ômega 6 são os precursores metabólicos das – sim, você adivinhou – prostaglandinas da série 2, que dão origem a processos inflamatórios. Tomando como exemplo o Reino Unido, a drástica mudança no padrão de consumo de gorduras alimentares nas últimas décadas levou a uma ingestão *diária* de ácidos graxos ômega 6 23 vezes maior que as necessidades diárias dessa substância.

Em essência, nós estamos alimentando forçadamente as vias metabólicas que produzem prostaglandinas e aumentando de forma considerável a expressão de prostaglandinas pró-inflamatórias da série 2 de nosso organismo. O resultado disso é um estado inflamatório subclínico (seus pés não ficam inchados de repente; eles vão adquirindo essa condição em nível microscópico no interior dos tecidos) e crônico (consistente e de longa duração). Esses componentes circulam pelo organismo por meio do sangue; então, um dos primeiros tecidos a serem agredidos é, evidentemente, o endotélio, uma vez que ele é o tecido mais vulnerável às mudanças da circulação.

Conforme vimos no capítulo anterior, um processo inflamatório no interior do endotélio pode ser o desencadeador da formação de placas e, em essência, de doenças cardiovasculares. As mudanças dietéticas que deveriam diminuir os casos de doenças cardiovasculares acabaram nos matando mais rapidamente. Foi como tentar apagar uma fogueira jogando gasolina nela.

ÔMEGA 3

Essa é a oportunidade perfeita para apresentar outro importante ácido graxo alimentar, um de que você provavelmente já ouviu falar muito: o ácido graxo ômega 3. Os benefícios do ômega 3 para a saúde cardíaca estão bem documentados e foram bastante estudados por pelo menos vinte anos. Esses impressionantes ácidos graxos são o antídoto para os problemas que acabamos de relatar. Existem três tipos principais de ômega 3: ALA, EPA e DHA. O EPA e o DHA (principalmente o EPA) são metabolizados para formar as prostaglandinas da série 3, que apresentam importante poder anti-inflamatório. Então, consumir boas quantidades de ácidos graxos ômega 3 estimula nosso organismo a produzir uma maior quantidade de prostaglandinas anti-inflamatórias.

São cada vez maiores as evidências de que o consumo de peixes e de óleos de peixe parece oferecer uma proteção significativa contra doenças cardíacas; na verdade, muitos estudos provaram que o consumo de peixes está diretamente relacionado à redução de risco de doenças cardíacas.

"Eu não me sentiria confortável em recomendar às pessoas que consumam gordura saturada à vontade, mas é claro para mim que açúcar, farinha e óleos de sementes oxidadas criam efeitos inflamatórios no organismo que, tenho quase certeza, são os principais responsáveis pela elevação do risco de doenças cardíacas."

DR. ANDREW WEIL

Três estudos epidemiológicos de larga escala concluíram que a incidência de doenças cardíacas entre homens que consomem pelo menos uma porção de peixe por semana é menor do que entre aqueles que não consomem esse alimento.① Padrões semelhantes também foram encontrados entre as mulheres. Um relatório de 2002 do Nurses' Health Study[5] mostrou que o risco de morte decorrente de doenças cardiovasculares era 21%, 29%, 31% e 34% menor entre mulheres que consomem peixe respectivamente uma a duas vezes por mês, uma vez por semana, duas a quatro vezes por semana e mais de cinco vezes por semana, em comparação com mulheres que não comem peixe.②

Os ácidos graxos ômega 3 também se mostraram capazes de reduzir os níveis de triglicerídeos, que são gorduras presentes no sangue cujos níveis podem aumentar com o consumo de gorduras alimentares e de alimentos com índice glicêmico muito alto (ver página 41). Acredita-se que essas gorduras sejam muito suscetíveis a danos oxidativos, o que poderia causar ou agravar inflamações endoteliais e oxidar o colesterol LDL. Uma pesquisa de 1997 concluiu que o consumo de cerca de 4 g por dia de ácidos graxos ômega 3 derivados do mar reduziria os triglicerídeos no sangue em 20% a 30%.③

A trigliceridemia pós-prandial é a elevação dos níveis de gordura no sangue após uma refeição. Essa elevação aparenta ser muito sensível aos ácidos graxos ômega 3, apresentando significativa redução mediante o consumo de 2 g diários desses ácidos.④ Doses assim devem ser administradas por meio de suplementos alimentares. (Ver página 58 para recomendações.) Minha indicação é consumir bastante peixe e, ainda, tomar suplementos. Os ácidos graxos ômega 3 também se mostraram eficazes na redução da pressão arterial de forma dosedependente (ou seja, quanto maior o consumo, melhor o resultado)⑤ e na redução dos fatores de coagulação, o que pode oferecer alguma proteção contra a formação de trombos.⑥

O EQUILÍBRIO

Portanto, como você pode ver, os ácidos graxos ômega 3 são um elemento bastante importante nesse cenário, ao passo que o excesso de ômega 6

---

5 Série de estudos iniciada em 1976 no Reino Unido e que constitui uma importante fonte de dados para a formulação de recomendações de saúde pública. (N.E.)

pode causar problemas. Assim, é vital que haja um equilíbrio no consumo dessas duas substâncias. De acordo com os estudos mais recentes, vem aumentando a tendência de recomendar o consumo em uma proporção de 2:1 a favor do ômega 3. Isso significa basicamente que você deve consumir duas vezes mais ômega 3 do que ômega 6 a fim de maximizar seus benefícios potenciais e neutralizar quaisquer efeitos negativos do ômega 6 sobre o organismo. Felizmente, é muito fácil colocar essa equação em prática.

O primeiro passo é fugir da maioria dos óleos vegetais. São os óleos supostamente "bons para o coração", como óleo de girassol, óleo de milho e óleos vegetais genéricos. Eles são basicamente ômega 6 puro e vão levar seus níveis dessa substância para as alturas com muita velocidade.

Você pode substituir esses óleos na hora de cozinhar por dois óleos a sua escolha. Na maioria de meus pratos eu uso azeite de oliva. O ácido graxo predominante no azeite de oliva é o ácido oleico, que está classificado em uma terceira categoria: ômega 9. Os ácidos graxos ômega 9 não têm nenhuma influência sobre o equilíbrio dos ômegas, portanto não apresentam nenhum problema em particular.

Outro óleo que costumo usar é o óleo de coco. Ele é o melhor para ser usado a altas temperaturas, uma vez que é absolutamente estável perante o calor. Além disso, os ácidos graxos encontrados nele, os triglicerídeos de cadeia média, são rapidamente quebrados e usados como fonte de energia, portanto é mínimo seu impacto sobre a lipemia pós-prandial (elevação nos níveis de gordura no sangue após uma refeição).

O próximo passo rumo ao equilíbrio de ômegas é cortar drasticamente o consumo de alimentos processados. Esse é um bom conselho por um milhão de razões, mas, no que se refere ao equilíbrio de ômegas, muitos alimentos processados empregam quantidades absurdas de óleo vegetal em seu preparo. A alternativa que os fabricantes desses alimentos baratos – que vêm sendo pressionados ao longo de décadas a reduzir a gordura saturada em seus produtos – encontraram foi substituir gordura saturada barata por óleos vegetais baratos. A maioria dos pratos e molhos prontos, biscoitos, bolos e produtos do gênero tem uma quantidade enorme de ômega 6. Volte ao básico, como fazemos nas receitas deste livro, e passe a cozinhar com alimentos *in natura* o máximo que puder.

A segunda parte da solução é aumentar os níveis de ômega 3 em sua alimentação. A maneira mais fácil e óbvia de começar é consumindo óleo de peixe cerca de três vezes por semana. E você ainda pode considerar a possibilidade de consumir suplementos. Eu, pessoalmente, tomo um suplemento de ômega 3 que contém 750 mg de EPA e 250 mg de DHA duas vezes por dia. Mas considere que essas substâncias podem ter efeito cruzado caso você esteja tomando (ou tenha tomado recentemente) anticoagulantes. Busque a orientação de um médico antes de iniciar qualquer suplementação.

CONHEÇA SEUS NÚMEROS

Para aqueles que realmente querem levar a sério o equilíbrio de ômegas, já existe um teste caseiro disponível *on-line* que você pode fazer e que informa a proporção entre ômega 3 e ômega 6 em seus tecidos.

A RESPOSTA GLICÊMICA DOS ALIMENTOS

Uma área da saúde cardiovascular que costuma ser negligenciada é a resposta glicêmica dos alimentos. Essa resposta basicamente descreve quão rápido e em que volume um alimento faz aumentar seus níveis de açúcar no sangue. Alimentos diferentes, por causa de sua composição, liberam sua energia em diferentes velocidades. A glicose pura, por exemplo, aumenta o nível de açúcar no sangue de modo muito rápido e intenso. A glicose é na verdade a referência utilizada para medir a resposta glicêmica de todos os outros alimentos. Ela é a forma mais simples de açúcar, portanto não exige nenhum esforço digestivo. Assim que ela é consumida, é diretamente levada para a corrente sanguínea.

Os alimentos variam em seu modo de preparo e em sua complexidade, e certos fatores influenciam a velocidade com que eles liberam sua energia no organismo. A fibra é um desses principais fatores. Vamos comparar pão branco com pão integral, por exemplo. Os pães integrais apresentam todas as fibras da casca do trigo e muitos deles ainda são enriquecidos com sementes e mais fibras. O pão branco, por outro lado, teve retiradas de si todas as cascas do trigo, portanto seu volume de fibras é drasticamente inferior. As fibras do pão integral simplesmente fazem com que os açúcares do pão tenham mais dificuldade de chegar à circulação e que seja necessário mais esforço digestivo para serem liberados. Já os açúcares do pão branco, por outro lado, por causa da ausência de fibras, chegam à circulação sanguínea com muito mais facilidade. O açúcar de alimentos com maior quantidade de fibras é liberado de maneira mais lenta e constante, ao passo que o açúcar de alimentos refinados (qualquer alimento branco costuma ser suspeito) é liberado muito rapidamente, uma vez que exige menor esforço digestivo no intestino para liberar a glicose.

Outro fator que influencia a resposta glicêmica é o modo de combinar o consumo de certos alimentos. Acrescentar proteína aos carboidratos, por exemplo, vai exigir um esforço digestivo maior para que ocorra a liberação da glicose. Isso porque as proteínas são digeridas mais lentamente, então haverá muito mais trabalho para o sistema digestório realizar quando você se alimenta de carboidratos combinados com proteínas. O resultado será uma liberação lenta, "gota a gota", de glicose na corrente sanguínea, em vez da quantidade astronômica de glicose liberada de uma só vez quando você come apenas carboidratos refinados.

Mas por que essa questão é tão importante? Bem, um motivo óbvio é que a resposta glicêmica influencia muito seus níveis de energia e sua estabilidade de humor, o que, a propósito, tem a ver com seu coração, assunto com o qual estamos preocupados neste livro. A resposta glicêmica da alimentação em longo prazo é muito importante para a saúde cardiovascular.

Quando os níveis de açúcar do sangue sobem, o organismo secreta um hormônio chamado insulina. Esse hormônio basicamente diz para nossas células absorverem glicose para convertê-la em uma substância chamada adenosina trifosfato (ATP), unidade de energia utilizada pelas células. Assim, a primeira razão pela qual a insulina é secretada é para que as células saibam que há glicose disponível para ser usada. Mas outro fator a considerar é que o açúcar em nosso sangue deve estar em um nível muito preciso. Nossa vida pode estar ameaçada tanto se ele estiver muito alto como se estiver muito baixo. Tendo isso em vista, existem mecanismos de equilíbrio homeostático (homeostase = controle fisiológico do equilíbrio do organismo) que controlam o nível de açúcar no sangue. Se ele cair muito, a secreção de hormônios que estimulam o apetite ficará desregulada. Outro hormônio, chamado glucagon, é secretado pelo pâncreas, o que estimula o organismo a disponibilizar o glicogênio, uma reserva de glicose para uso imediato. Se o nível de açúcar no sangue se elevar muito, a produção de insulina também subirá muito, então ao mesmo tempo a captação de açúcar pelas células aumentará.

No entanto, é aqui que as coisas correm o risco de se complicarem. Nossas células possuem capacidade limitada para o volume de glicose que podem absorver por determinado tempo, porque, se absorverem mais do são capazes de metabolizar imediatamente e transformar em ATP, o que não for utilizado poderá se oxidar e causar danos no interior da célula. Elas podem ficar cheias. Se nossas células estiverem com a capacidade máxima e nosso nível de açúcar permanecer alto, esse açúcar em excesso terá que, de alguma forma, ser processado da maneira mais indolor e eficiente possível antes de causar algum dano.

Depois de preencher as células até seu limite máximo de glicose, a próxima maneira mais satisfatória de lidar com ela é por meio de uma reação chamada lipogênese. É aí que a glicose é convertida em uma substância gordurosa chamada triacilglicerol, uma gordura que pode ser levada ao tecido adiposo (as células de gordura de nosso organismo) para ser armazenada e retirada da circulação o mais rápido possível.

Outro nome para o triacilglicerol é triglicerídeo... Parece familiar? Os triglicerídeos são sempre medidos em exames de sangue de rotina que monitoram o colesterol e outros marcadores de doenças cardiovasculares. Eles são as gorduras que, quando em circulação, são suscetíveis a danos de oxidação, que podem lesionar o endotélio. Além disso, eles tornam as partículas de LDL mais propensas a penetrar o endotélio, conforme a descrição sobre formação de placas (ver página 30). O fator determinante é que a insulina também aumenta a probabilidade de oxidação do LDL, então você terá um golpe duplo aqui. Níveis altos de açúcar no sangue de maneira constante significam mais triglicerídeos e níveis mais altos de insulina. Nenhuma dessas condições é favorável!

Se você se lembrar do que falei lá atrás sobre ácidos graxos e sobre as campanhas de saúde pública para um "coração saudável" que surgiram a partir do trabalho de Ancel Keys, saberá que fomos todos estimulados a consumir mais frutas e verduras (o que é uma coisa boa) e mais alimentos à base de amido (o que não é uma coisa boa). Passamos a comer, todos os dias e em todas as refeições, quantidades cada vez maiores de pães, batatas, massas, grãos e assim por diante.

Antes que alguém pense que estou tentando fazer todo mundo iniciar a dieta de Atkins, quero esclarecer que não há nada de errado com esses alimentos. O problema é que, em geral, no mundo ocidental estamos comendo muito mais do que deveríamos e, em essência, nossos pratos não estão equilibrados.

Nossa preocupação com a gordura e a recomendação de evitá-la e de comer mais alimentos à base de amido significa que estamos consumindo alimentos dessa natureza em um nível prejudicial. Esses alimentos são capazes de elevar o açúcar em nosso sangue de maneira impressionante. De vez em quando, essa condição não causa nenhum problema: você vai simplesmente produzir um pouco mais de insulina e suas células vão absorver mais glicose; pronto, problema resolvido. Mas nosso consumo de alimentos assim não é ocasional.

Vejamos se isso parece um quadro impreciso ou radical: quantas pessoas comem, no café da manhã, cereais matinais e uma torrada? Um sanduíche na hora do almoço? E, talvez, carne, legumes e batatas – ou massa – no jantar? Esse cardápio parece muito comum, não é? Pois bem, siga esse padrão por uma semana, um mês, um ano e logo você vai descobrir que os níveis de açúcar em seu sangue estão sempre altos e que mais insulina está sendo produzida, o que significa mais lipogênese, mais oxidação de LDL, mais dano endotelial. Que desagradável!

Essa situação, contudo, é muito fácil de reverter. Basta seguir alguns simples passos, apresentados a seguir.

REDUZA O CONSUMO DE ALIMENTOS À BASE DE AMIDO

Tudo bem, isso pode parecer meio óbvio, mas é de onde se deve começar. No café da manhã, dê preferência a uma boa fonte de proteína, como ovos, salmão ou arenque defumados. Coma cereais só de vez em quando e, quando estiver com vontade, opte por aveia em flocos, uma vez que esse cereal tem baixa resposta glicêmica (ver página 53).

O almoço deve ter como elemento principal uma boa fonte de proteínas, legumes e saladas. Uma das coisas que mais como no almoço é salada de salmão com um pedaço de queijo feta e molho à base de azeite de oliva.

Na refeição da noite você pode se dar ao luxo de consumir um pouco de carboidrato, uma vez que os carboidratos ajudam o cérebro a absorver o aminoácido triptofano, que ajuda a dormir melhor. Mas isso não significa que você pode comer uma pratada de macarrão ou uma enorme batata assada recheada. Em vez disso, opte por abóbora ou batata-doce grelhada. Você pode, talvez, acrescentar algum alimento com alto valor proteico, como quinoa, triguilho ou arroz integral. Todas essas são opções de IG muito baixo e vão fazê-lo se sentir satisfeito. E mais uma coisa: recomendo que você coma uma porção bem pequena.

QUANDO CONSUMIR CARBOIDRATOS, CONSUMA TAMBÉM PROTEÍNAS E GORDURAS

Esse é um dos segredos para amenizar, o máximo possível, os efeitos dos carboidratos sobre o açúcar no sangue. Tanto as proteínas como as gorduras realmente retardam o processo digestivo, o que significa que o açúcar disponível será liberado lentamente e alcançará a corrente sanguínea "gota a gota". Isso é realmente fácil na prática. Você pode comer uma torrada com ovo poché e abacate (uma delícia, pode acreditar). Ou uma porção de peixe grelhado com batata-doce assada e vegetais verde-escuros na manteiga. É realmente muito simples.

Com essas simples mudanças, você evita os picos de açúcar no sangue que, além de fazerem você se sentir mal, podem destruir sua saúde em longo prazo. Desde prejudicar seu sistema cardiovascular até causar resistência insulínica. Consulte meu livro *Diabetes: alimentos benéficos e receitas para o dia a dia* para ver como essa dieta baseada em amido que domina o Ocidente está causando uma epidemia de diabetes tipo 2.

FIBRAS ALIMENTARES

Enquanto estamos falando sobre esses alimentos, quero acrescentar uma breve observação sobre fibras alimentares. Obviamente as fibras são benéficas para a saúde digestiva, mas não vamos falar sobre esse aspecto agora, uma vez que elas também apresentam muitos outros benefícios para o tópico de que estamos tratando aqui: a saúde do sistema cardiovascular.

Enquanto não são solucionados os enigmas que envolvem o colesterol, limito-me a observar, de maneira imparcial, o que vai acontecer quando mais evidências forem descobertas. Mas, para muitos, diminuir os níveis de colesterol é muito importante, e, até que eu possa ter mais certeza sobre o que as evidências vão realmente mostrar, não vou discutir a esse respeito, independentemente de minhas convicções pessoais. Pois bem, as fibras alimentares são uma importante ferramenta nessa questão. Como vimos, o colesterol é produzido naturalmente pelo organismo. Uma pequena quantidade desse colesterol sai do fígado e vai direto para a circulação. A maior parte dele, no entanto, faz um percurso bastante pitoresco. Ele é secretado pelo fígado com a bile e é levado para o trato digestório. Quando chega lá, é reabsorvido pela circulação.

Alguns tipos de fibra, conhecidos como fibras solúveis, na verdade formam uma substância parecida com um gel no trato digestório que se liga ao colesterol e o elimina pelo intestino antes que ele tenha a chance de ser absorvido. Como há menos colesterol sendo absorvido, o fígado tem de tirar maior quantidade dessa substância do sangue para produzir os ácidos biliares e para uso metabólico. Isso faz os níveis de colesterol baixarem. Esse processo foi clinicamente provado com a fibra da aveia, uma fibra solúvel particularmente eficaz chamada betaglucano. As receitas deste livro têm uma boa quantidade de fibras, e ingredientes como aveia estão bem representados.

A MAGIA DOS MINERAIS

Sempre ouvimos falar bastante sobre a variedade de vitaminas existente em nossos alimentos. Gorduras e ácidos graxos (essa serve para mim) intrigantes e extraordinários e uma quantidade impressionante de componentes antioxidantes. No entanto, um grupo de nutrientes que é sempre negligenciado é o dos minerais, substâncias tão fundamentais para a saúde humana que mesmo a mais minúscula diferença de microgramas de consumo pode ser prejudicial para nossa saúde. No que se refere à saúde cardíaca, existem quatro minerais relevantes, e três deles, se você passar a consumir mais, poderão ter um impacto positivo sobre a saúde de seu coração e de seus vasos sanguíneos.

SÓDIO/POTÁSSIO

O sódio e o potássio são dois dos mais importantes minerais cujo consumo precisa ser consciente em sua dieta diária, principalmente quando se trata de controlar a pressão arterial. O sódio tem estado, merecidamente, no primeiro plano de campanhas sobre a saúde cardíaca durante muitos anos. Temos sido estimulados por muito tempo a reduzir o consumo de sal. Por quê? Bem, o sal de mesa comum e a maioria dos sais refinados são predominantemente compostos por cloreto de sódio. O sódio é um mineral importante para o organismo, e não podemos viver sem ele. Em excesso, porém, pode ocasionar sérios problemas de saúde.

O sódio desempenha importante papel no funcionamento dos rins. Minerais diferentes em diferentes concentrações afetam a velocidade com que os fluidos se movem pelos nossos rins. O sódio basicamente diminui essa movimentação. Quando há uma alta concentração de sódio no organismo, o movimento dos fluidos pelos rins fica lento a ponto de fazer o organismo começar a reter líquido. Quando isso acontece, o volume da porção líquida de nosso sangue, o plasma, começa a aumentar. Isso, obviamente, aumenta o volume de sangue no interior dos vasos, o que, por sua vez, aumenta a pressão contra as paredes dos vasos, simplesmente porque existe mais sangue exercendo pressão naquele espaço estreito.

Acrescente a isso o fato de que a substância sódio pode ser vasoconstritora (causar contração dos vasos sanguíneos, o que os torna mais estreitos), e logo pode haver uma situação séria, em que o risco de dano endotelial ou de ruptura de uma placa se torna muito iminente.

O potássio, por outro lado, é o oposto do sódio. É um mineral que certamente não consumimos em quantidades suficientes, porque suas fontes mais comuns são os vegetais de folhas verde-escuras, os quais nem sempre agradam aos paladares. O potássio pode aumentar a velocidade do movimento de fluidos ao longo do mecanismo de filtração dos rins (chamado néfrons). Isso pode ter um efeito diurético e logo começar a reduzir o volume do plasma. Na sequência, pode aliviar parte do trabalho das paredes arteriais. Quanto menor o volume no interior das artérias, mais baixa será a pressão nelas, uma vez que há menor pressão física sendo exercida contra a parede arterial. O potássio também pode ajudar a relaxar as paredes arteriais, causando efeito vasodilatador.

Para reduzir o consumo de sódio, não use sal de mesa e evite quaisquer tipos de sal refinado. O sal marinho natural deve ser de um cinza opaco e irregular. O sal marinho refinado tem todos os outros minerais vitais removidos e não é melhor do que o sal de mesa. Uma opção é passar a consumir sal com baixo teor de sódio e alto teor de potássio. Há uma ligeira diferença de sabor, mas quando são usados ingredientes apetitosos – como os deste livro – você nem percebe essa diferença e beneficia bastante sua saúde. Além disso, mais uma vez, evite alimentos processados, como pratos e molhos prontos. Eles contêm um volume altíssimo de sódio. Volte a cozinhar com matérias-primas *in natura* tanto quanto for possível.

Ao mesmo tempo, aumente o consumo de alimentos ricos em potássio. As melhores fontes de potássio são banana, batata-doce, vegetais verde-escuros, cogumelos, laticínios, tomate e alguns tipos de peixe, como atum e halibute.

MAGNÉSIO/CÁLCIO

O magnésio e o cálcio caminham sempre juntos! Bem, nem sempre, mas eles atuam colaborando um com o outro dia e noite. Essa parceria é particularmente importante para os músculos, em que fazem um trabalho em equipe. O cálcio estimula as fibras musculares a se contraírem, ao passo que o magnésio faz essas fibras se relaxarem. Os dois avançam e recuam, permitindo aos músculos que se contraiam e relaxem durante o dia todo. Os efeitos desses dois minerais são tão notáveis que eles costumam ser empregados para fins terapêuticos. Por exemplo, uma classe de medicamentos conhecida para hipertensão é a de bloqueadores dos canais de cálcio. Eles reduzem a quantidade de cálcio que entra nas células musculares e reduzem as contrações, estimulando os músculos a se relaxarem.

O magnésio também tem sido estudado como agente hipotensor (ou seja, que baixa a pressão arterial). Uma metanálise (estudo que utiliza muitos outros estudos a fim de determinar a significância dos resultados) de 2012 com 1.173 pessoas concluiu que a suplementação de magnésio contribuiu para reduzir tanto a pressão arterial diastólica como a sistólica, e a maior redução se deu em indivíduos que estavam ingerindo acima de 370 mg/dia.[1]

Acredito que valha a pena considerar os suplementos neste caso. Como sempre, estamos falando de comida, e sua atenção deve estar voltada para ela, mas uma pequena dose extra de magnésio em forma de suplemento pode ser considerada. Busque a orientação de um médico para iniciar a suplementação.

No que se refere a alimentos, as verduras verde-escuras estão definitivamente no topo da lista. Essas verduras são ricas em clorofila; isso é o que as torna verdes. A clorofila possui uma quantidade significativa de magnésio ligada a ela por natureza. Então, se for verde, vai ter, necessariamente, níveis razoáveis de magnésio. Castanhas e sementes, óleo de peixe e leguminosas são outros alimentos ricos em magnésio, mas as verduras são definitivamente as mais indicadas.

FLAVONOIDES

Existe um grupo de componentes muito interessantes que estão rapidamente se tornando as estrelas de pesquisas nutricionais no campo da saúde cardíaca: os flavonoides. Eles são componentes fitoquímicos, biologicamente ativos e não nutrientes derivados de plantas. (Quando eu digo não nutriente, quero dizer que não existe nenhuma deficiência patológica relacionada a eles. Há pessoas com deficiência em vitamina C, por exemplo. Seu consumo é absolutamente essencial para o funcionamento do organismo.)

Fitoquímicos, por outro lado, não são essenciais. Você não vai morrer se não consumi-los. Mas, por favor, não pense nem por um momento que eles não são úteis! Na verdade, quando se trata de saúde cardíaca, eu me apresso em afirmar que eles são essenciais. Acredito que eles desempenham um papel vital em uma dieta saudável.

A quantidade de fitoquímicos em frutas, verduras e legumes e seu poder de ação são parte da motivação por trás das campanhas de saúde que estimulam o consumo mínimo de cinco porções de frutas, verduras ou legumes por dia e um grande colaborador para a proteção contra doenças que se pode observar em pessoas que consomem grandes quantidades desse tipo de alimento. Os fitoquímicos são biologicamente ativos, o que significa que podem afetar diretamente células, tecidos, genes, hormônios, enzimas, reações... o que for! Existem milhares de fitoquímicos em vegetais que estão sendo pesquisados em relação a todos os aspectos da saúde. No que se refere à saúde cardiovascular, parece que os flavonoides vêm surpreendendo!

Os flavonoides são fitoquímicos de fácil acesso e podem ser encontrados na maioria dos vegetais. De forma resumida, trata-se de pigmentos coloridos responsáveis pela coloração de plantas – de amarelo e laranja até vermelho-escuro e roxo. Os flavonoides são conhecidos principalmente como poderosos antioxidantes, ajudando a proteger células e tecidos dos danos causados pelos radicais livres. No entanto, nos últimos anos, pesquisas têm revelado que eles podem provar ser super-heróis no combate a doenças cardíacas. As observações iniciais aqui provêm de metanálises de dados epidemiológicos que encontraram, por exemplo, uma correlação entre o consumo de chá e a baixa incidência de doenças cardiovasculares.[1] Descobriu-se que há uma redução média de 11% no risco de desenvolver essas doenças a cada três xícaras de chá que se consomem por dia.[1]

Provavelmente a observação epidemiológica mais conhecida é a curiosa relação entre o consumo de vinho e a incidência de doenças cardíacas. Muitos estudos têm mostrado um benefício dosedependente (quanto maior o consumo, melhor a resposta, embora no que se refere ao vinho exista uma tênue linha entre o benefício e o risco) do consumo regular dessa bebida.[2] Foi daí que surgiu o modelo do "paradoxo francês", que consiste na observação de que os franceses, a despeito de sua dieta rica em laticínios, carnes e alimentos ricos em gorduras saturadas – uma heresia alimentar em saúde cardíaca –, apresentavam um risco notavelmente mais baixo de desenvolver doenças cardiovasculares que os ingleses, por exemplo.[3]

Embora essas observações de associações tenham começado a ser feitas décadas atrás, foi só nos últimos anos que começamos a entender como os alimentos ricos em flavonoides podem na verdade estar fornecendo seus benefícios para o coração e o protegendo.

Pense no que falei anteriormente neste livro sobre a estrutura de nossos vasos sanguíneos e o papel que essas estruturas desempenham. Entendemos agora que os flavonoides interagem com o endotélio e que é assim que os resultados descritos são mais provavelmente alcançados.

Sabemos que os flavonoides são realmente absorvidos pelas células endoteliais. Uma vez no interior dessas células, eles causam certo caos e agem quase como agentes irritantes. Quando isso acontece, as células endoteliais começam a secretar níveis mais altos de óxido nítrico.[4]

Lembre-se (ver página 21) de que o óxido nítrico é um poderoso vasodilatador. O óxido nítrico vai das células endoteliais para as paredes musculares dos vasos sanguíneos e faz com que a musculatura lisa se relaxe.

Conforme a musculatura se relaxa, o vaso se dilata e fica maior. À medida que ele fica maior, a pressão em seu interior diminui. Há evidências que agora demonstram que o consumo constante e regular de flavonoides pode ter um notável efeito na redução da pressão arterial.

INGREDIENTES FUNDAMENTAIS PARA A SAÚDE CARDÍACA

Não vou fazer uma lista completa, mas citarei alguns dos ingredientes cotidianos que acredito serem os verdadeiros heróis quando se fala em manter a saúde cardíaca. E o bom é que não há dificuldade aqui: todos são itens comuns e familiares que você pode encontrar em qualquer feira ou mercado próximo de sua casa.

ABACATE

Por muitos anos o abacate foi considerado um alimento gorduroso. Isso foi no tempo em que éramos completamente obcecados com gordura e a simples menção a essa palavra deixava as pessoas apavoradas. Isso é, claro, uma coisa ridícula. As gorduras do abacate são especiais e maravilhosas para nossa saúde, e essa fruta deve ser considerada um alimento saudável. O abacate é muito rico em um grupo de componentes chamados fitosteróis, que são os mesmos componentes encontrados naquelas bebidas que prometem ajudar a baixar o colesterol. Foi provado clinicamente que os fitosteróis reduzem o colesterol ao bloquearem a absorção de colesterol por meio da parede intestinal (semelhante às fibras solúveis). O abacate também é muito rico em vitamina E, um poderoso nutriente antioxidante. Na verdade, a vitamina E pode proteger o colesterol LDL da oxidação. Como foi explicado anteriormente neste livro, esse processo pode ser um dos primeiros fatores a desencadear o dano endotelial, portanto qualquer coisa que o proteja é parte vital dos cuidados com o coração.

ALHO

O alho tem sido considerado, por muito tempo, o campeão na manutenção da saúde cardíaca. Ele contém um potente composto – ajoene – que interage com um composto do organismo que regula a velocidade e a extensão da coagulação do sangue. Como vimos, uma coagulação excessiva pode aumentar bastante o risco de incidentes cardiovasculares, ao passo que manter a coagulação em um nível razoável pode fornecer diversos benefícios. Alguns cirurgiões chegam até a recomendar a seus pacientes que não consumam alho antes de algum procedimento cirúrgico, pois ele pode agravar hemorragias. No dia a dia, ele pode prevenir a formação de coágulos, então é uma arma contra AVEs e ataques cardíacos.

AMORA

A amora é incrivelmente rica em compostos de flavonoides chamados antocianinas. Esses compostos poderosos respondem pela coloração roxo-escuro da fruta e são um dos flavonoides mais bioativos em termos de estímulo das funções endoteliais. Sabe-se que eles são absorvidos pelo endotélio, no qual podem estimular a liberação de óxido nítrico.

ARROZ INTEGRAL

O.k., sei que se trata de um alimento saudável básico e que muita gente ainda o considera um pouco *hippie*, mas o arroz integral tem muitos benefícios para a saúde cardíaca. É principalmente seu alto teor de fibras que o torna muito proveitoso. Ele ajuda a remover o colesterol do trato digestório, reduzindo a quantidade absorvida pela corrente sanguínea. Ele contém ainda um componente conhecido como *gammaoryzanol*, que está relacionado à redução do colesterol ruim (LDL).

AVEIA

A aveia se tornou um dos alimentos "bons para o coração" mais famosos hoje em dia. Ela contém uma fibra solúvel chamada betaglucano. Foi demonstrado clinicamente que essa fibra reduz o colesterol no trato digestório. Ela faz isso formando uma substância parecida com gel que se cola ao colesterol que foi secretado pelo fígado e o carrega para fora do organismo por meio do intestino antes que ele tenha a chance de ser reabsorvido pela circulação sanguínea.

AZEITE DE OLIVA

Há muito tempo sabe-se que o azeite de oliva é benéfico para a saúde cardíaca. A dieta mediterrânea é considerada uma das mais saudáveis do mundo e tem um histórico excepcional de proteção do coração e do sistema circulatório. Um dos principais elementos protetores dessa dieta é, obviamente, o azeite de oliva. Os ácidos graxos do azeite de oliva demonstraram, em muitas ocasiões, aumentar os níveis do colesterol HDL e diminuir os de LDL. O ácido oleico – o ácido graxo mais abundante no azeite de oliva – parece ter efeito benéfico sobre a pressão arterial, com uma sutil função vasodilatadora.

BATATA-DOCE

Outro de meus ingredientes justificadamente essenciais. A batata-doce apresenta resposta glicêmica muito mais lenta do que a batata comum, o que faz dela uma alternativa perfeita para chips, purês, escondidinhos e por aí vai! Outro tipo de batata-doce, a chamada batata-doce laranja, tem como benefício adicional uma quantidade de betacarotenos que podem oferecer alguma proteção anti-inflamatória se consumida regularmente.

BETERRABA

Tudo bem, admito que a beterraba é um daqueles alimentos que as pessoas ou amam ou odeiam. Eu, particularmente, sou um grande fã de beterraba e poderia comê-la sem parar. Felizmente, há poucos anos se descobriu que ela oferece vários benefícios para a saúde. Uma das áreas que têm atraído muita atenção é o efeito que a beterraba exerce sobre a pressão arterial. Ela é muito rica em nitratos naturais, um tipo de sal mineral. Esse sal é convertido pelo organismo em óxido nítrico, que é produzido naturalmente para regular a pressão arterial. O óxido nítrico faz com que a musculatura lisa das paredes dos vasos se relaxem, o que aumenta o diâmetro dos vasos e, por sua vez, reduz a pressão do sangue em seu interior. Alguns estudos de pequena escala confirmaram esse efeito. Isso não significa, porém, que você pode jogar fora seus remédios e passar a comer beterraba todos os dias; isso só ressalta um ingrediente poderoso que podemos consumir mais para beneficiar a saúde de nosso coração.

CACAU

O cacau tem quantidades bastante altas de flavonoides. Como vimos, esses compostos têm sido muito estudados e são conhecidos por fazerem com que as células que revestem nossos vasos sanguíneos liberem altos níveis de um composto chamado óxido nítrico, o qual, por sua vez, faz com que as paredes dos vasos se relaxem. Quando elas se relaxam, o vaso sanguíneo se dilata, o que reduz a pressão em seu interior. O cacau tem sido o foco de

muitas pesquisas no Reino Unido, e muitos desses estudos vêm confirmando seus benefícios – ainda que temporários – para hipertensão e alterações na circulação periférica (um marcador de aumento da vasodilatação). O cacau é ainda muito rico em magnésio, que também estimula o relaxamento da musculatura lisa das paredes dos vasos.

CAVALA

Os ácidos graxos ômega 3 presentes na cavala têm um efeito muito favorável sobre os níveis de colesterol, além de poderem proteger as paredes dos vasos sanguíneos de inflamações. O ômega 3 também apresenta atividade antitrombótica e pode ajudar a reduzir a pressão arterial. E se você não gostar de peixe? Foi demonstrado por meio de inúmeros estudos que o consumo regular e prolongado de óleo de peixe ou de suplementos à base de óleo de peixe está associado à diminuição da incidência de doenças cardíacas, e foi demonstrado clinicamente que esses produtos melhoram diversos dos marcadores clínicos de doenças cardiovasculares.

CEBOLA ROXA

Todos os tipos de cebola fazem um bem incrível para a saúde, mas a cebola roxa em particular é melhor ainda para o coração. Isso porque ela é especialmente rica em flavonoides, parte do coquetel químico que lhe empresta sua coloração arroxeada. Então, mais uma vez, os flavonoides penetram nas células endoteliais dos vasos e ajudam a aumentar a expressão de óxido nítrico, ajudando no processo de vasodilatação e na proteção do endotélio.

CHÁ VERDE

Mais um daqueles alimentos saudáveis básicos. Lembro-me de que, dez a quinze anos atrás, quando eu bebia chá verde, amigos, parentes e todos que estivessem ao redor olhavam para mim como se eu tivesse acabado de sair de uma nave espacial. Pois bem, os tempos mudaram. Hoje o chá verde tem a reputação consolidada de um ingrediente saudável, o que, de meu ponto de vista, é justificável. O chá verde tem alguns benefícios potenciais para o coração. Isso se deve à presença de um grupo de componentes chamados catequinas. Foi demonstrado que as catequinas reduzem a adesão de trombócitos (plaquetas), portanto podem oferecer proteção contra coágulos. Há ainda outros flavonoides presentes no chá verde que podem estimular a liberação de óxido nítrico e, consequentemente, aumentar a vasodilatação.

FILÉ DE ATUM

Muitos estudos têm revelado que o atum afeta positivamente os níveis de colesterol. Isso ocorre muito provavelmente em razão dos altos níveis de ômega 3 no atum fresco. O atum enlatado, embora seja uma proteína magra e saudável, não é uma boa fonte de ômega 3, uma vez que todos os seus óleos são retirados depois de prensados e vendidos (ironicamente) para a indústria de suplementos nutricionais.

LENTILHA VERMELHA

A lentilha vermelha é outro ingrediente com alto índice de fibras solúveis. Sei que posso parecer um pouco repetitivo, mas eu realmente quero enfatizar essa questão. As fibras solúveis ajudam a remover o colesterol do intestino, o que reduz a quantidade de colesterol absorvido pela corrente sanguínea por meio do trato digestório.

MAÇÃ

Essa fruta é um alimento muito simples, fácil de encontrar e versátil. Por que ela é tão boa? A maçã é rica em uma fibra solúvel chamada pectina. Qualquer pessoa que já tenha feito geleia sabe que a pectina é um eficaz agente gelificante. Essa fibra solúvel em forma de gel vai se ligar ao colesterol no trato digestório e eliminá-lo antes que ele tenha a chance de ser absorvido.

MIRTILO

O mirtilo, assim como a amora, é rico nos compostos antioxidantes chamados antocianinas. As antocianinas dão à fruta sua coloração roxo-escura e têm demonstrado provocar o relaxamento dos vasos sanguíneos, proteger as paredes dos vasos contra danos e até reduzir, ligeiramente, o colesterol. Muitos estudos vêm revelando benefícios significativos a pacientes com algum tipo de doença cardiovascular, inclusive em casos de demência vascular.

PIMENTÃO VERMELHO

O pimentão vermelho é definitivamente um dos meus ingredientes bons para o coração preferidos. Sua coloração vermelho-escura é dada por uma concentração razoavelmente alta de flavonoides, o que oferece proteção ao endotélio e promove a vasodilatação, mais uma vez por meio do – você adivinhou – aumento da produção de óxido nítrico pelo endotélio.

PIMENTAS

As pimentas contêm um fitoquímico chamado capsaicina, o que lhes confere a pungência intensa. A capsaicina faz com que as células que revestem o interior dos vasos sanguíneos secretem óxido nítrico, que, como vimos, é produzido naturalmente por essas células (as pimentas simplesmente dão um pontapé nelas para a direção certa). O óxido nítrico dá a ordem para os vasos sanguíneos se relaxarem, então o vaso se dilata. Como vimos, esse processo apresenta dois benefícios: primeiro, quanto mais

dilatado o vaso sanguíneo, menor a pressão exercida em seu interior; segundo, a circulação até as extremidades é melhorada. Você (ou alguém que você conheça) já ficou com o rosto vermelho depois de comer algo particularmente apimentado ou condimentado? Pois bem, trata-se do efeito vasodilatador em ação!

QUINOA

Como expliquei anteriormente, uma alimentação com alto índice glicêmico é um caminho rápido para o desenvolvimento de problemas cardiovasculares. Diferentemente de muitos grãos (que tendem a ser bombas de amido), a quinoa tem níveis baixíssimos de carboidratos e um IG muito baixo. Isso significa que ela libera sua energia lentamente e não causa picos de açúcar no sangue, o que faz dela uma alternativa perfeita ao arroz para qualquer um que deseje estabilizar seu nível de açúcar no sangue de maneira mais eficiente. A quinoa também apresenta naturalmente um alto teor de proteínas, que ajudam a aumentar a sensação de saciedade e diminuir a velocidade da digestão, fornecendo a crucial liberação "gota a gota" de açúcar no sangue.

SALMÃO

Peixes gordurosos estão definitivamente no topo da cadeia alimentar saudável para o coração e são bastante presentes em minhas receitas, como você poderá ver mais adiante neste livro. O salmão é repleto de ácidos graxos ômega 3, gorduras boas muito importantes. Elas ajudam a manter saudáveis os níveis de colesterol e protegem os vasos sanguíneos de inflamações de longo prazo e persistentes, que podem ser o primeiro passo no processo que leva a ataques cardíacos. O ômega 3 também é benéfico para a regulação da velocidade e da extensão da coagulação sanguínea, o que reduz a formação de coágulos.

TRIGUILHO

A quantidade de fibras do triguilho faz dele um ingrediente ideal para a saúde digestiva e cardíaca, uma vez que alimentos ricos em fibras ajudam a remover o colesterol do trato digestório antes que ele possa ser absorvido. Ele contém, ainda, muitas vitaminas do complexo B e magnésio, que possui efeito calmante e relaxante. Essa característica pode ter efeitos em cadeia para a pressão causada pelo estresse, por exemplo. O magnésio atua ainda contra o cálcio na musculatura lisa, ajudando no relaxamento e, portanto, na vasodilatação.

TRUTA

A truta é um peixe que apresenta níveis muito bons dos anti-inflamatórios ácidos graxos ômega 3.

VINHO TINTO

E você estava achando que eu só tinha más notícias, não é mesmo? Tem sido demonstrado, em dezenas de estudos populacionais, que o consumo de vinho tinto está associado à redução da incidência de doenças cardiovasculares e de muitos dos marcadores clínicos associados ao risco dessas doenças. Acredita-se que isso se deva, mais uma vez, ao teor de flavonoides e também por um composto chamado resveratrol. Esses dois componentes são conhecidos por induzir a vasodilatação, ter propriedades anticoagulantes, reduzir os processos inflamatórios e apresentar efeitos positivos sobre os níveis de colesterol. A má notícia é... o consumo deve se restringir a duas taças por dia.

REFERÊNCIAS

Ômega 3:

① STONE, N. J. "Fish consumption, fish oil, lipids, and coronary heart disease". Em *Circulation*, nº 94, 1996, pp. 2.337-2.340.

② HU, F. B. *et al.* "Fish and omega 3 fatty acid intake and risk of coronary heart disease in women". Em *JAMA*, nº 287, 2002, pp. 1.815-1.821.

③ HARRIS, W. S. "N-3 fatty acids and serum lipoproteins: Human studies". Em *The American Journal of Clinical Nutrition*, 65 (5), 1997, pp. 1.645S-1.654S.

④ ROCHE, H. M. & GIBNEY, M. J. "Postprandial triacylglycerolaemia: the effect of low-fat dietary treatment with and without fish oil supplementation". Em *European Journal of Clinical Nutrition*, nº 50, 1996, pp. 617-624.

⑤ HOWE, P. R. "Dietary fats and hypertension: focus on fish oil". Em *Annals of the New York Academy of Sciences*, nº 827, 1997, pp. 339-352.

⑥ AGREN, J. J. *et al.* "Hemostatic factors and platelet aggregation after a fish-enriched diet or fish oil or docosahexaenoic acid supplementation". Em *Prostaglandins Leukot Essent Fatty Acids*, nº 57, 1997, pp. 419-421.

Magnésio:

① KASS, L. *et al.* "Effect of magnesium supplementation on blood pressure: a meta-analysis". Em *European Journal of Clinical Nutrition*, nº 66, 2012, pp. 411-418.

Flavonoides:

① PETERS, U. *et al.* "Does tea affect cardiovascular disease? A meta-analysis". Em *American Journal of Epidemiology*, nº 154, 2001, pp. 495-503.

② DI CASTELNUOVO, A. *et al.* "Meta-analysis of wine and beer consumption in relation to vascular risk". Em *Circulation*, nº 105, 2002, pp. 2.836-2.844.

③ RENAUD, S. & DE LORGERIL, M. "Wine, alcohol, platelets, and the French paradox for coronary heart disease". Em *Lancet*, nº 339, 1992, pp. 1.523-1.526.

④ FISHER, Naomi D. L. *et al.* "Flavanol-rich cocoa induces nitric-oxide-dependent vasodilation in healthy humans". Em *Journal of Hypertension*, 21 (12), 2003, pp. 2.281-2.286.

ENDEREÇOS ÚTEIS

Sociedade Brasileira de Cardiologia (SBC)

O *site* da entidade que representa os cardiologistas brasileiros tem uma seção especialmente destinada a orientar o público em geral, com informações sobre prevenção de doenças cardiovasculares, respostas a perguntas frequentes e até testes de avaliação de risco de problemas coronarianos.
http://www.cardiol.br/

Sociedade Brasileira de Hipertensão (SBH)

Esta entidade, que organiza uma série de eventos para difundir informações sobre a hipertensão tanto entre profissionais da saúde como para a população em geral, também disponibiliza em seu *site* serviços diversos, como esclarecimentos de dúvidas e orientações sobre vida saudável – inclusive ensina a medir a pressão.
http://www.sbh.org.br/

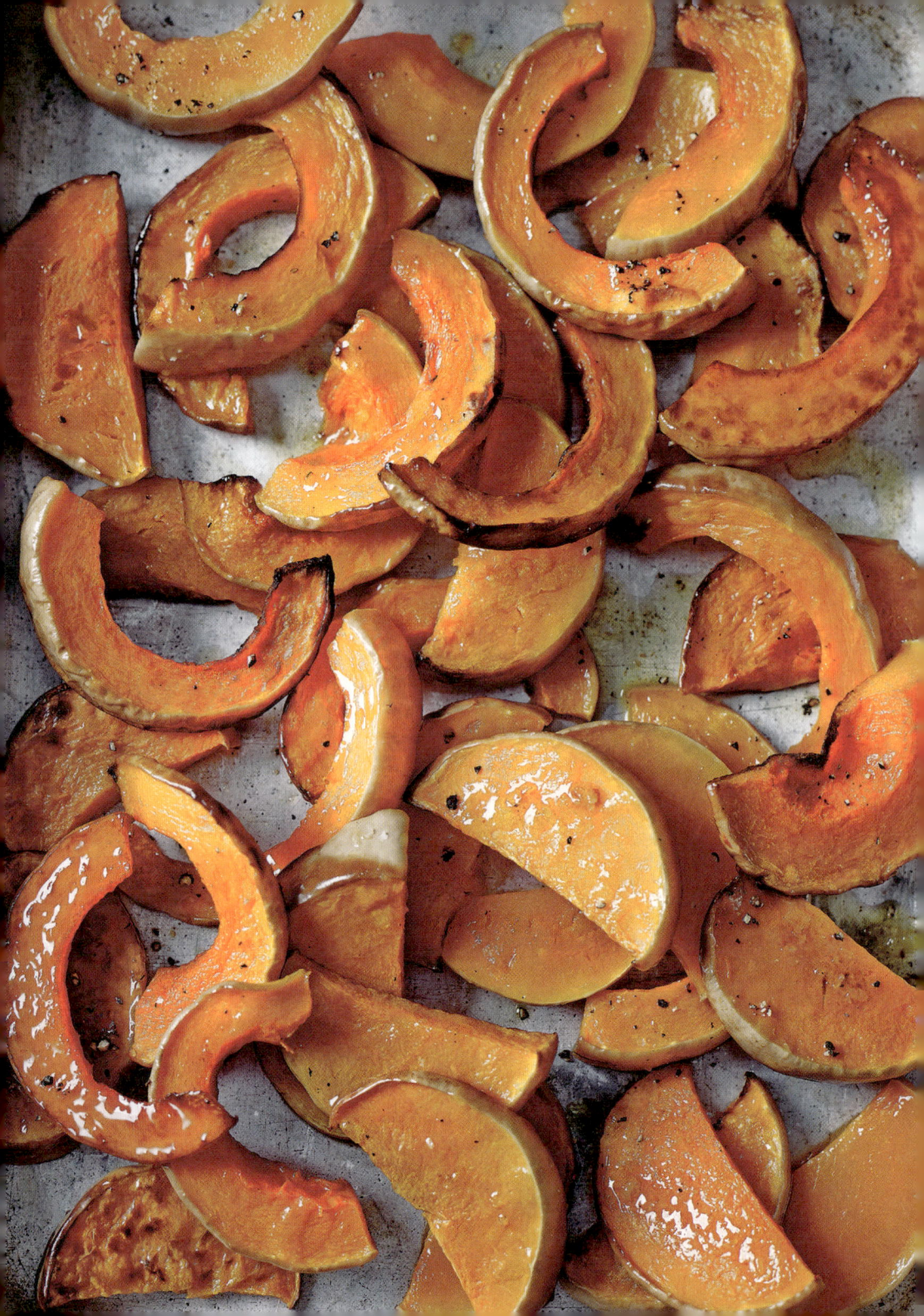

RECEITAS

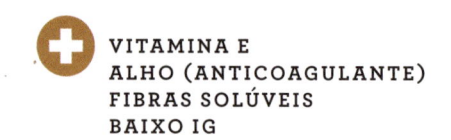

Torrada de centeio com cobertura de abacate e ovo poché

Eu inventei esta receita viciante em uma manhã em que não tinha nada na geladeira além de metade de um abacate e alguns ovos. Ah, que descoberta maravilhosa!

1 PORÇÃO
½ abacate maduro
1 dente de alho bem
  picado
suco de ½ limão-siciliano
sal com baixo teor de
  sódio e pimenta-do-
  -reino moída na hora
1 fatia de pão de centeio
2 ovos

Retire a polpa do abacate com uma colher e a coloque em uma tigela. Tempere-a com o alho, o suco de limão-siciliano, o sal com baixo teor de sódio e a pimenta a gosto. Amasse a mistura de abacate e mexa bem.

Asse o pão enquanto faz os ovos poché; as claras devem ficar bem cozidas, mas as gemas têm de ficar moles.

Espalhe a mistura de abacate sobre a torrada de centeio, cubra-a com os ovos e salpique um pouco de pimenta.

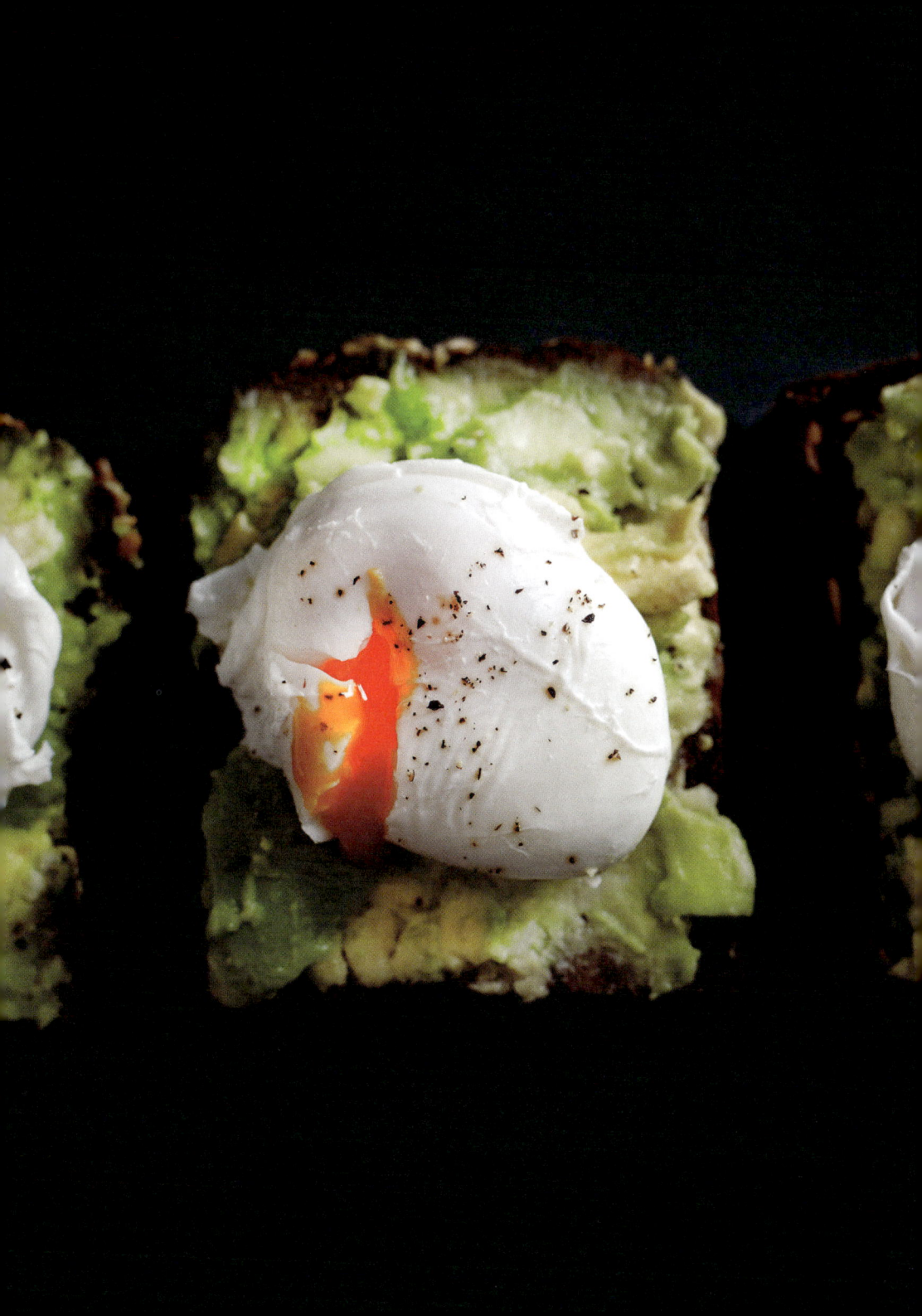

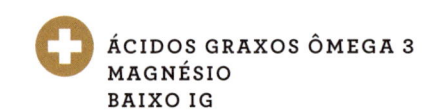

Fritada de salmão, ervilhas e aspargos

Sou fanático por fritadas. Elas saciam bem a fome e são uma boa maneira de experimentar várias combinações de sabores de uma vez. Use salmão pré-cozido (mas não enlatado), para economizar tempo. É possível aumentar a receita, como fizemos para a foto, para fazer mais porções.

1 PORÇÃO

½ colher (sopa) de óleo de coco

2 colheres (sopa) de ervilhas

3 a 4 aspargos grandes, cortados em três ou pela metade na longitudinal

2 ovos levemente batidos

1 filé de salmão pré--cozido, desmanchado em lascas

sal com baixo teor de sódio e pimenta-do--reino moída na hora

Preaqueça o forno.

Aqueça em fogo médio o óleo de coco em uma frigideira pequena que possa ser levada ao forno. Acrescente as ervilhas e os aspargos e refogue-os por 4 a 5 minutos, até que fiquem de um verde brilhante e comecem a ficar macios.

Acrescente os ovos à frigideira e cozinhe por alguns minutos, até que as bordas dos ovos já estejam cozidas, mas o meio, ainda cru. Adicione o salmão, o sal com baixo teor de sódio e a pimenta e deixe no fogo por mais 1 minuto.

Leve ao forno com o grill (dourador) aceso até os ovos ficarem completamente cozidos, o que deve levar de 3 a 4 minutos. Está pronta para servir.

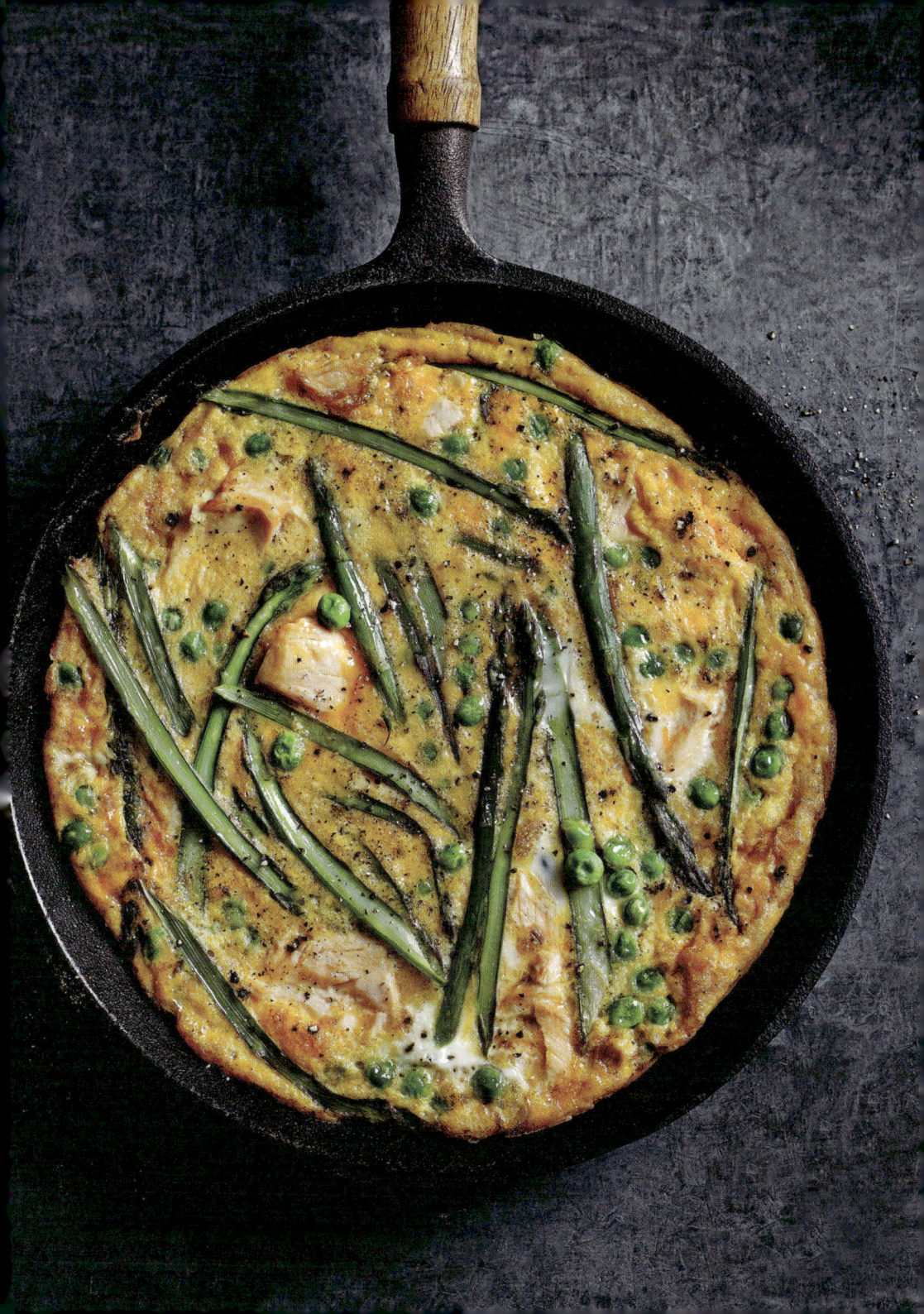

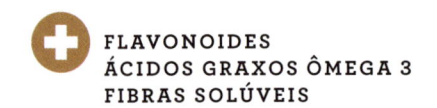

Aveia e frutas vermelhas em camadas

Este é um café da manhã rápido e delicioso. Eu o considero especialmente refrescante para os meses de verão.

1 PORÇÃO
2 colheres (sopa) de mirtilos (blueberries)
3 colheres (sopa) de aveia em flocos
2 colheres (sopa) de amoras
1 colher (sopa) de iogurte probiótico natural
1 colher (chá) de sementes de linhaça

Em um copo alto de vidro, monte as camadas: comece com uma camada de mirtilos, depois vá colocando, na sequência, a aveia, as amoras, depois a aveia novamente, e assim por diante. Você deve finalizar com uma camada de aveia.

Cubra com a colher de iogurte e salpique com as sementes de linhaça.

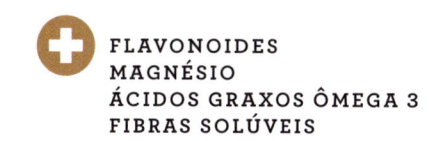

Mix de sementes e amoras Este é um café da manhã deliciosamente refrescante. Ele tem uma consistência cremosa que lembra ao mesmo tempo um smoothie, um pudim e um parfait.

1 PORÇÃO

200 g de iogurte probiótico natural

2 colheres (sopa) de amoras, e mais um pouco para a cobertura (opcional)

1 colher (sopa) de proteína em pó de baunilha (opcional)

1 colher (chá) de sementes de linhaça moídas

1 colher (chá) de sementes de girassol

1 colher (chá) de sementes de abóbora

Coloque o iogurte, as amoras e o pó de proteína em um processador de alimentos e bata até ficar em uma consistência espessa, cremosa, parecida com um smoothie.

Transfira para uma tigela de sobremesa e salpique as sementes de linhaça, de girassol e de abóbora. Se quiser, você também pode colocar algumas amoras inteiras na cobertura, para dar um colorido especial.

Salada de arenque defumado, ovos cozidos e agrião

O.k., eu sei que comer salada no café da manhã pode parecer um pouco estranho. Mas em muitas partes do mundo isso é comum, e, durante minhas viagens, passei a gostar muito dessa ideia. Faça uma tentativa. Pense fora da caixa. Você logo vai ver como essa opção é refrescante, sem falar na grande oportunidade de colocar mais ingredientes saudáveis em seu organismo.

1 PORÇÃO
1 filé de arenque defumado
2 ovos grandes
1 maço pequeno de agrião
1 colher (sopa) de azeite de oliva

Prepare o arenque defumado de acordo com as instruções da embalagem (ele geralmente deve ser cozido). Se você comprar arenque fresco, grelhe-o por 8 a 10 minutos.

Cozinhe bem os ovos de acordo com o seu gosto. Eu prefiro cozinhar por 8 minutos, o que deixa o meio da gema úmido, mas isso depende do gosto de cada um... Descasque e fatie os ovos.

Coloque o arenque e os ovos em um prato, acrescente o agrião e regue com o azeite de oliva.

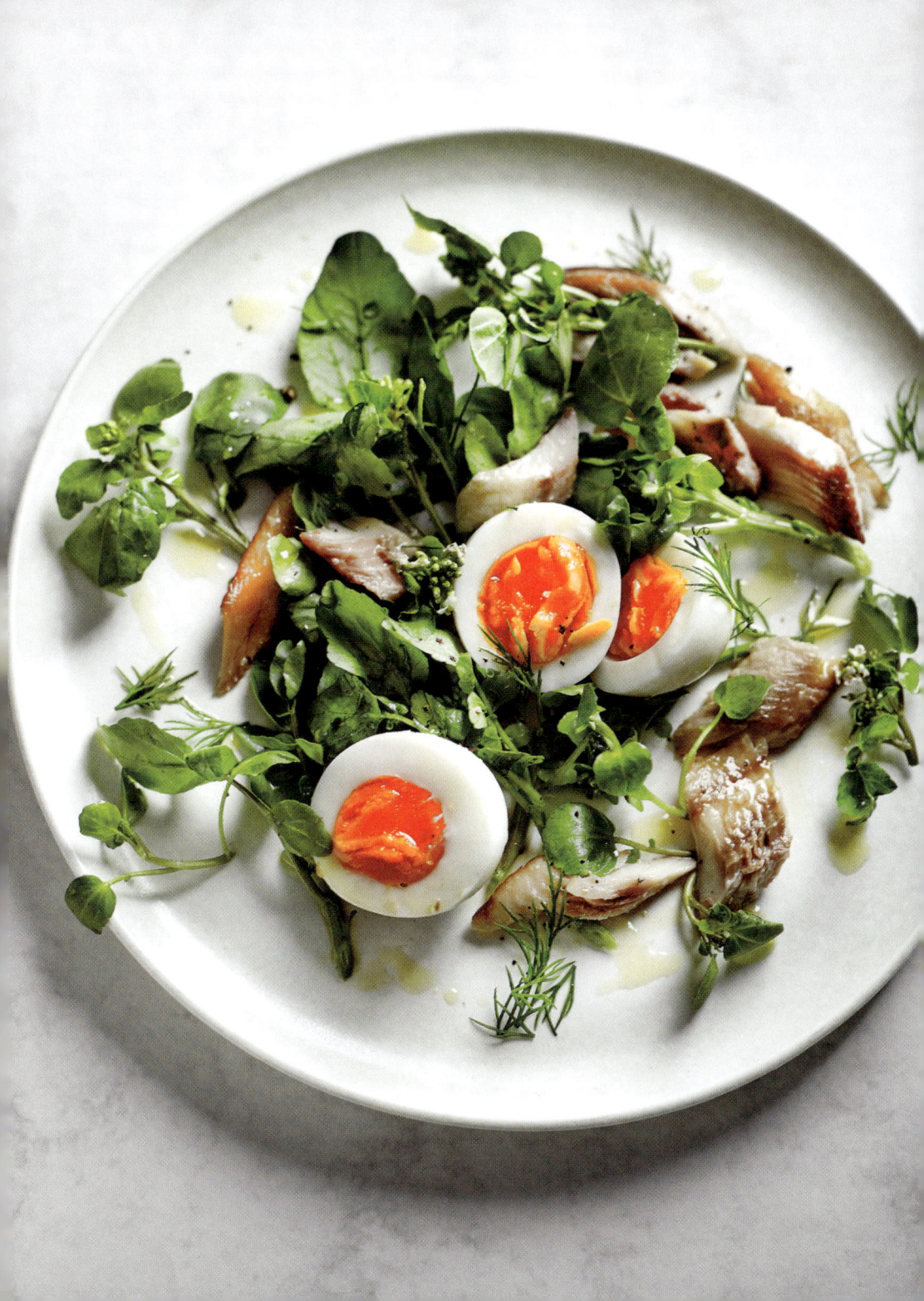

Mingau de coco cremoso

Mingau de coco cremoso A aveia é um ingrediente muito bom para a saúde cardíaca, graças à presença da fibra solúvel betaglucano (ver página 53). Aveia e coco dão um casamento perfeito. Vale a pena experimentar!

1 PORÇÃO
- 50 g de aveia em flocos
- 200 ml de leite de coco
- ¼ de colher (chá) de estévia
- 3 a 4 gotas de extrato de baunilha
- 1 colher (chá) de coco desidratado ralado

Coloque a aveia, o leite de coco e a estévia em uma panela, acrescente 100 ml de água e cozinhe lentamente em fogo brando por 5 a 6 minutos, até que os flocos de aveia estejam macios e que a mistura adquira uma consistência cremosa.

Acrescente o extrato de baunilha e o coco desidratado e mexa bem antes de servir.

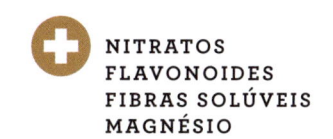

**NITRATOS
FLAVONOIDES
FIBRAS SOLÚVEIS
MAGNÉSIO**

Salada de beterraba, feijão e rúcula com molho de laranja

Esta mistura pode parecer um pouco peculiar... até que você a experimente. A laranja e a beterraba funcionam maravilhosamente bem juntas, e a intensidade da rúcula equilibra os sabores. Além de tudo isso, ainda é boa para o coração. Pura magia!

1 PORÇÃO

Para a salada
2 beterrabas grandes ou 3 médias cozidas (sem vinagre)
400 g de mix de leguminosas em conserva (como feijão-branco e grão-de-bico), escorridas e lavadas
1 punhado generoso de folhas de rúcula

Para o molho
1 colher (sopa) de suco de laranja
1 colher (sopa) de azeite de oliva
1 colher (chá) de vinagre de vinho branco
1 pitada de sal com baixo teor de sódio

Coloque todos os ingredientes da salada em uma travessa e misture bem.

Bata os ingredientes do molho até que eles fiquem emulsificados.

Tempere a salada com o molho e sirva.

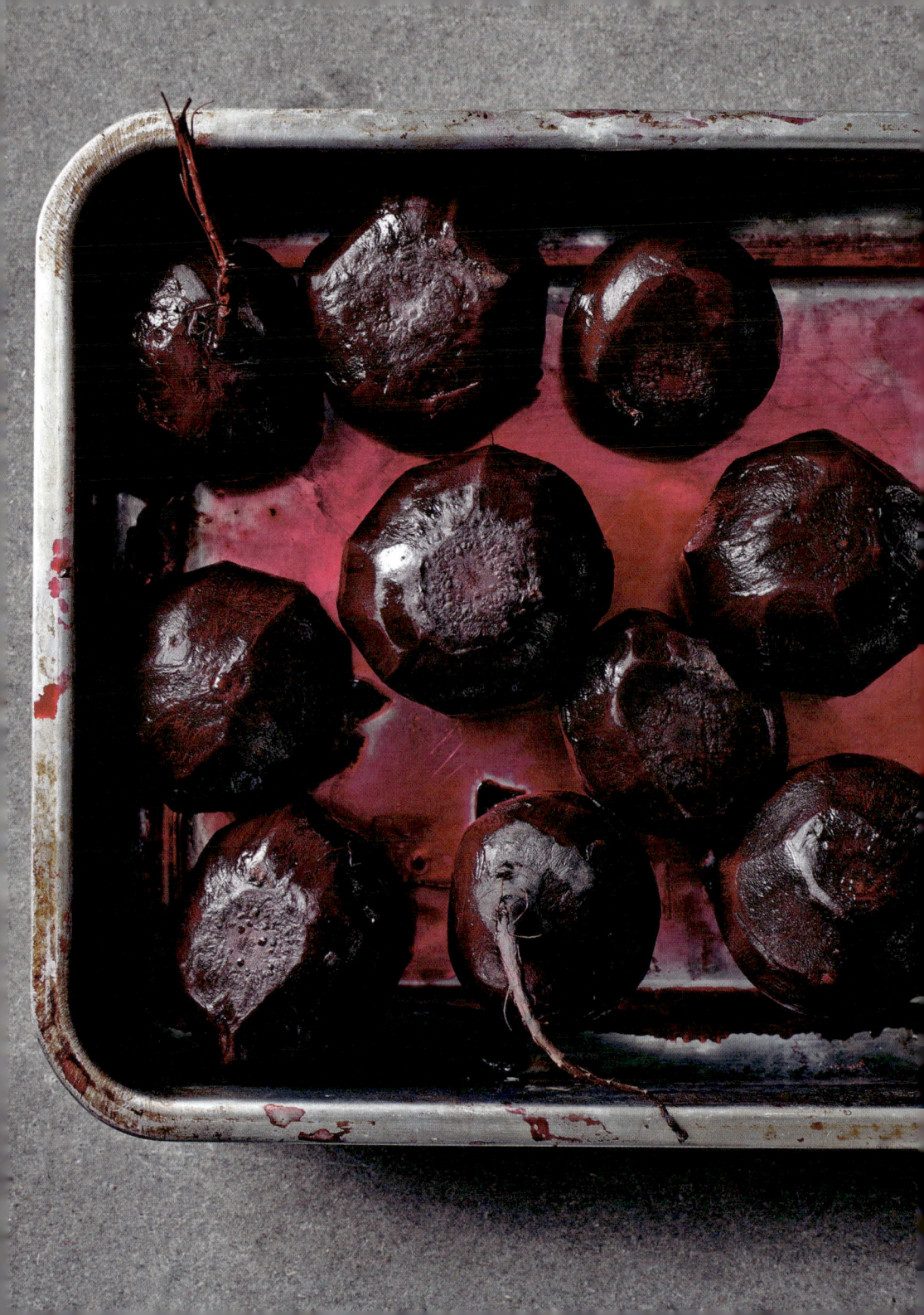

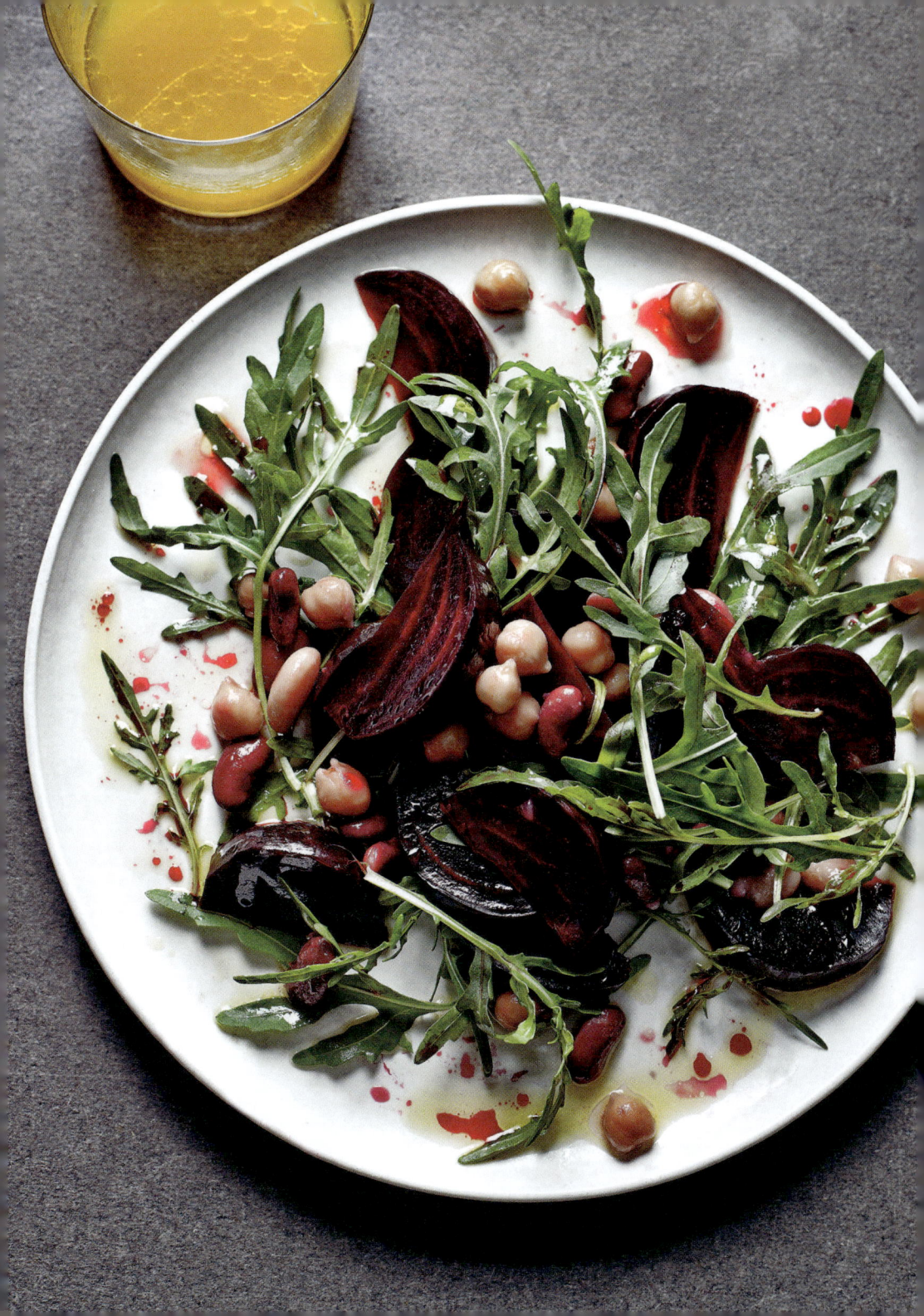

Salada de queijo de cabra, romã e azeitonas

Esta salada exala o deleite mediterrâneo, com um sabor revigorante, porém fresco. Ela tem muitos nutrientes, é muito saborosa e fácil de fazer. Poderia ficar melhor? É possível comprar romã debulhada e pronta para usar, portanto esta receita também é livre de incômodo.

1 PORÇÃO

Para a salada
2 punhados de folhas mistas
2 colheres (sopa) de azeitonas gregas (kalamata)
½ pimentão vermelho bem fatiado
2 colheres (sopa) de sementes de romã
75 g a 80 g de queijo de cabra esfarelado

Para o molho
1 colher (sopa) de azeite de oliva
1 colher (chá) de vinagre balsâmico
sal com baixo teor de sódio e pimenta-do-reino moída na hora

Junte as folhas, as azeitonas, o pimentão e as sementes de romã em uma saladeira.

Bata os ingredientes do molho até emulsificá-los; despeje o molho sobre a salada e mexa bem.

Coloque o queijo de cabra esfarelado grosseiramente por cima.

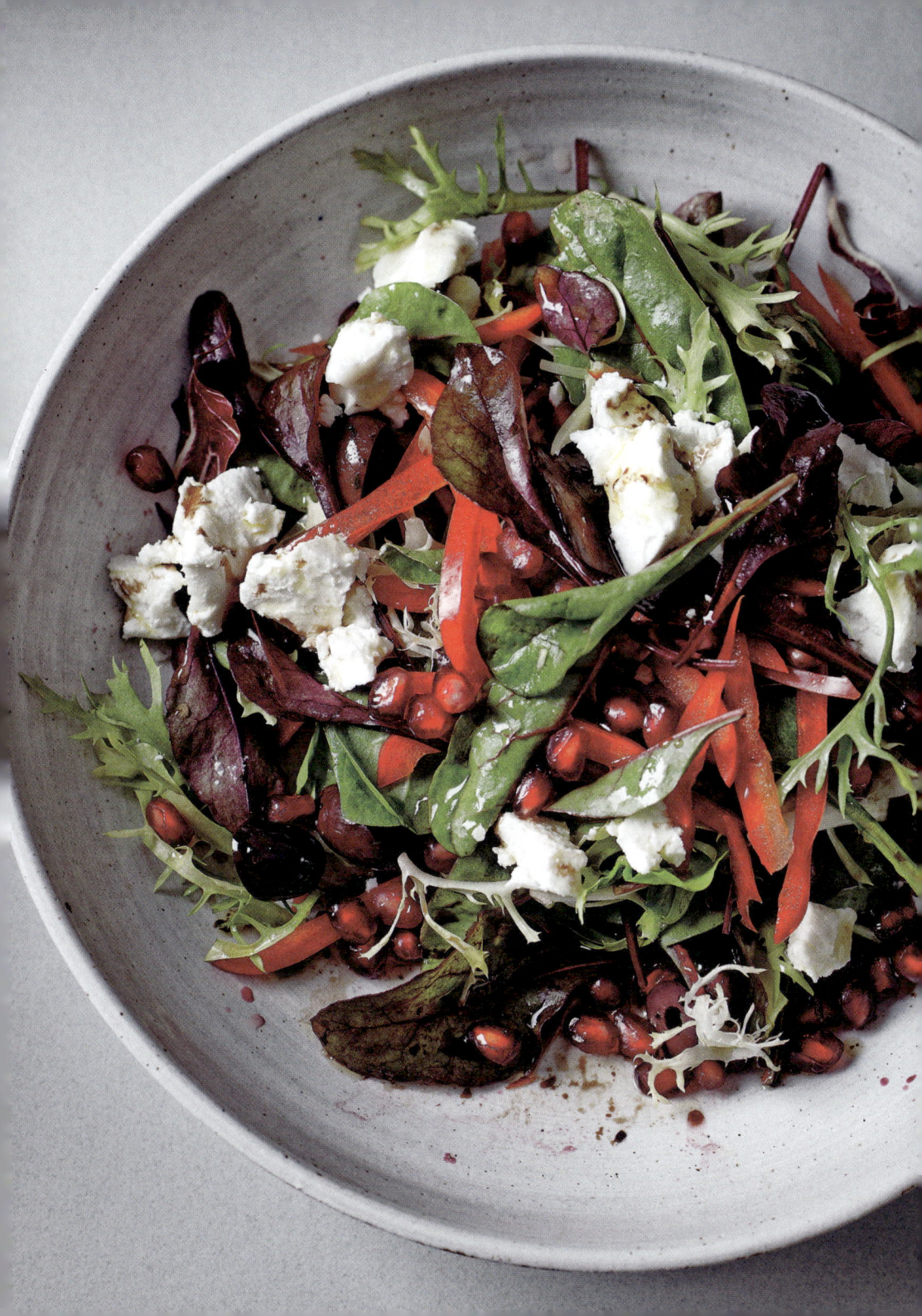

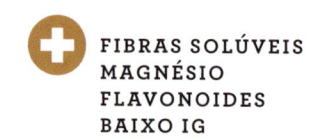

FIBRAS SOLÚVEIS
MAGNÉSIO
FLAVONOIDES
BAIXO IG

Salada de grão-de-bico com ervas, tomates secos e espinafre Esta é uma iguaria deliciosa. Fácil de fazer, dá sensação de saciedade e é repleta de bons ingredientes!

1 PORÇÃO
½ colher (sopa) de azeite de oliva, e mais um pouco para temperar
3 punhados de espinafre baby
folhas de alguns ramos de salsinha
folhas de alguns ramos de tomilho
400 g de grãos-de-bico em conserva escorridos e lavados
1 talo de cebolinha bem picado
8 tomates secos picados
suco de ½ limão-siciliano
pimenta-do-reino moída na hora

Aqueça o azeite em uma frigideira em fogo médio. Refogue o espinafre por 1 ou 2 minutos, só até ele murchar.

Junte o espinafre refogado às ervas, aos grãos-de-bico, à cebolinha e aos tomates secos. Acrescente um pouco de azeite de oliva, o suco de limão-siciliano, a pimenta e misture bem.

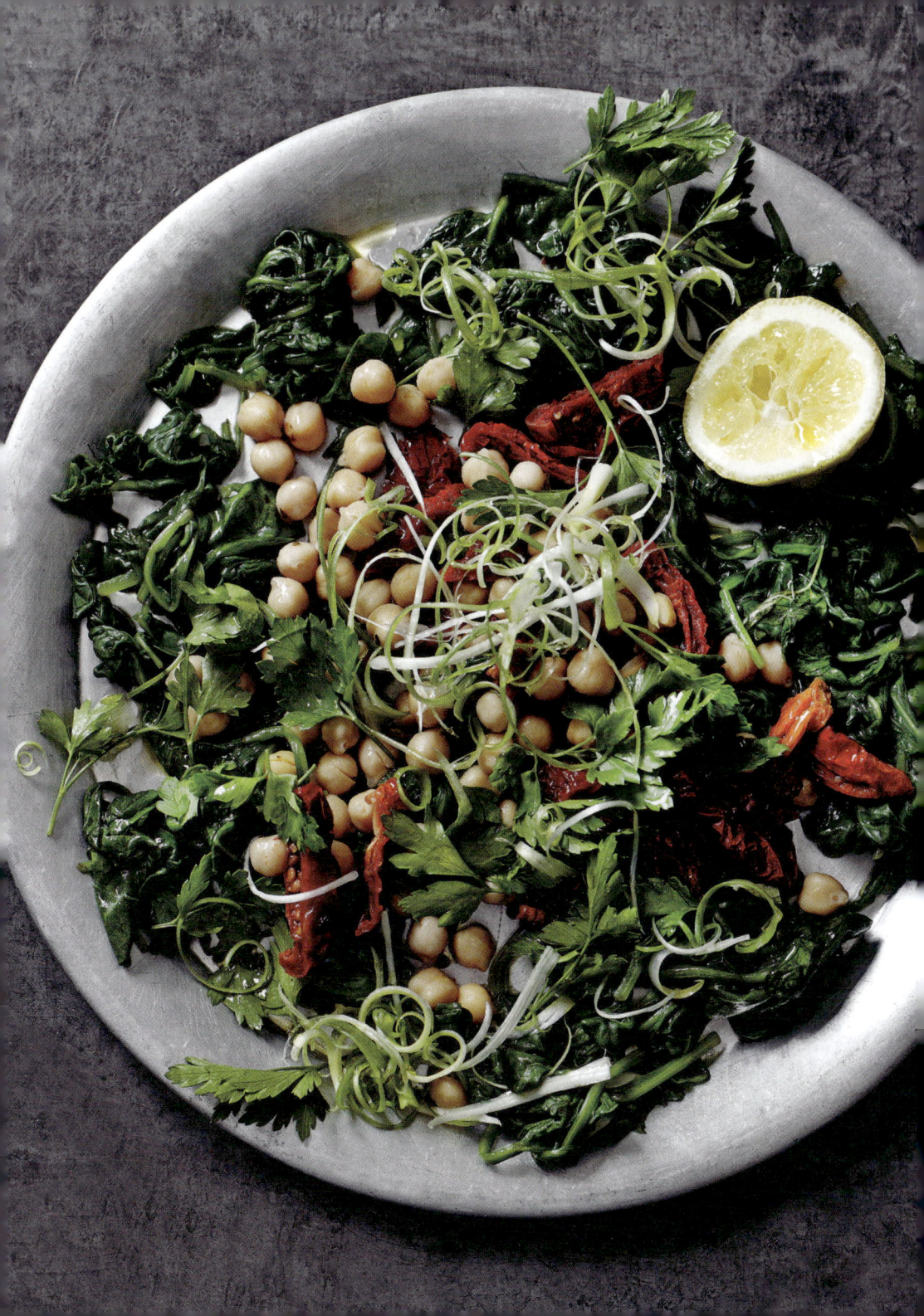

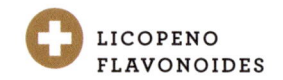

Sopa rápida de tomate e páprica

Esta sopa é realmente muito rápida. Tomates em lata não são ruins, desde que sejam puros e não tenham açúcar adicionado (leia bem o rótulo). E, por mais estranho que possa parecer, quando os tomates são cozidos e processados, embora sua vitamina C possa ser eliminada, o licopeno, carotenoide saudável para o coração, torna-se mais fácil de ser absorvido pelo organismo! Esta sopa é facílima de fazer e uma boa solução para um almoço rápido.

1 PORÇÃO

1 colher (sopa) de azeite de oliva
1 cebola roxa bem picada
2 dentes de alho bem picados
sal com baixo teor de sódio e pimenta-do-reino moída na hora
400 g de tomates pelados e picados
1 colher (chá) de páprica defumada

Aqueça o azeite em uma panela em fogo médio. Refogue a cebola e o alho com uma pitada generosa de sal com baixo teor de sódio, até que a cebola fique macia e comece a ficar transparente.

Acrescente os tomates e a páprica, espere ferver e reduza o fogo. Cozinhe em fogo brando por 10 minutos.

Bata no liquidificador (ou com um mixer) até ficar uma sopa macia e substancial. Tempere a gosto e sirva.

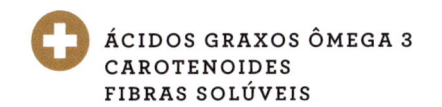

ÁCIDOS GRAXOS ÔMEGA 3
CAROTENOIDES
FIBRAS SOLÚVEIS

Pizzas de pão pita, espinafre e anchovas

Pizzas de pão pita são uma solução de ouro para uma refeição rápida. Tire da embalagem, cubra com alguns ingredientes, leve ao forno e *bang*... Almoço pronto. É disso que você precisa!

1 PORÇÃO
1 colher (chá) de purê
   de tomate
1 pão pita integral
8 folhas de espinafre
   baby picadas
   grosseiramente
4 a 5 filés de anchova
50 g de queijo feta

Preaqueça o forno e o grill (dourador) em temperatura máxima.

Espalhe o purê de tomate sobre o pão pita. Acrescente o espinafre baby, cobrindo a pizza uniformemente. Adicione as anchovas aleatoriamente e finalize com queijo feta esfarelado grosseiramente.

Leve ao forno com o grill aceso por alguns minutos, até que o queijo comece a escurecer nas bordas, e sirva.

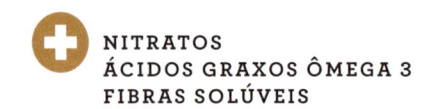

Wrap de salmão defumado, beterraba e iogurte com hortelã

Este é um maravilhoso almoço que você pode levar para o trabalho, e é muito mais leve – com um IG mais baixo – que os sanduíches que você costuma comer.

1 PORÇÃO

2 colheres (sopa) de iogurte probiótico natural

6 a 7 folhas de hortelã picadas

1 beterraba pequena cozida (sem vinagre) e picada

sal com baixo teor de sódio e pimenta-do--reino moída na hora

1 fatia de wrap integral

3 fatias de salmão defumado

algumas folhas de rúcula (opcional)

Você escolhe como montar esse sanduíche; ele é seu, afinal de contas. Você pode misturar o iogurte, a hortelã e a beterraba em uma tigela e temperar a gosto, ou você pode deixar todos os elementos separados.

Coloque o wrap sobre uma bancada e acrescente o salmão, o iogurte, a hortelã e a beterraba no centro, junte as folhas de rúcula (opcional) e o enrole.

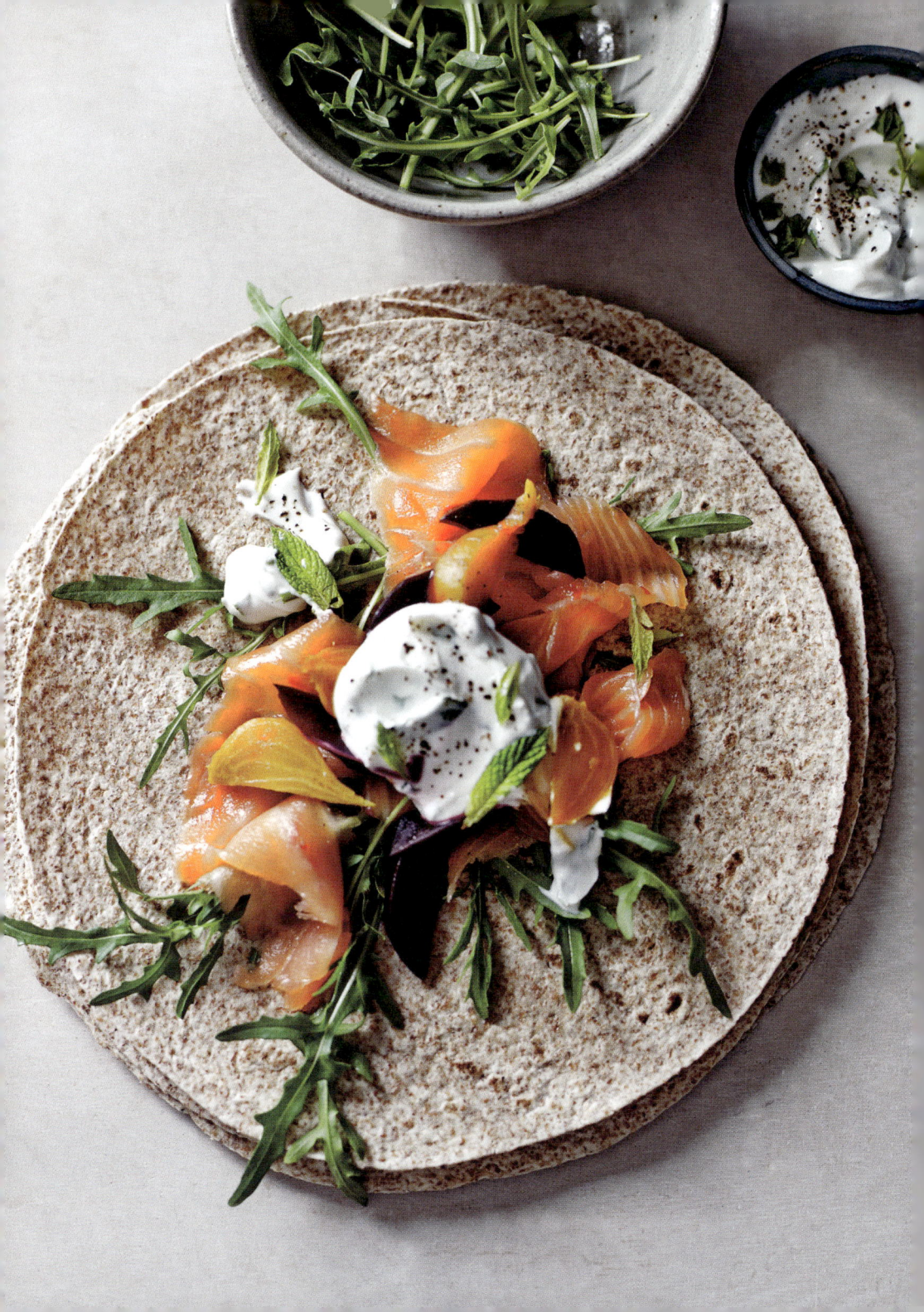

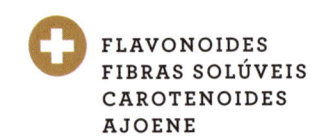

FLAVONOIDES
FIBRAS SOLÚVEIS
CAROTENOIDES
AJOENE

Cebola assada e homus de feijão cannellini com crudités de legumes

Esta pode ser uma opção super-rápida. As cebolas podem ser assadas no dia anterior, para agilizar o preparo. Ou, se você tiver mais tempo, podem ser feitas na hora, o que deixará o homus mais morno, que é uma variação interessante.

1 PORÇÃO

Para o homus
1 cebola roxa pequena cortada em fatias grossas
1 ½ colher (sopa) de azeite de oliva
sal com baixo teor de sódio
1 dente de alho bem picado
400 g de feijões cannellini em conserva escorridos

Para os crudités (palitos de vegetais crus)
2 cenouras cortadas em palitos
1 talo de salsão cortado em palitos
4 a 5 rabanetes inteiros... ou qualquer combinação de legumes crus que você considerar interessante

Preaqueça o forno a 200 °C.

Coloque a cebola cortada em uma fôrma pequena, regue com cerca de 2 colheres (chá) de azeite de oliva e acrescente uma pitada de sal com baixo teor de sódio. Asse por 20 a 25 minutos, até que as cebolas fiquem macias e comecem a dourar.

Coloque a cebola assada, o alho, os feijões cannellini, o azeite que restou e uma pitada de sal com baixo teor de sódio em um processador de alimentos e bata até formar uma pasta como um homus denso. Transfira para uma tigela funda e coloque essa tigela no centro de um prato raso.

Coloque os legumes crus no prato raso e sirva.

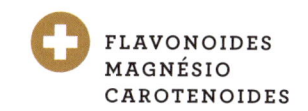

Salada de repolho roxo e cenoura com molho cremoso de laranja

Esta combinação pode parecer bem estranha a princípio, mas acredite: quando experimentar, você verá que faz muito sentido. Ela pode ser servida como prato principal, uma vez que é bastante substancial, ou como acompanhamento para frangos e outras carnes brancas.

1 PORÇÃO

Para a salada
¼ de repolho roxo
   finamente ralado
1 cenoura grande
   finamente ralada
folhas de um ramo
   pequeno de salsinha
   (lisa) picadas
um pouco de espinafre
   baby picado

Para o molho
1 colher (sopa) de tahine
2 colheres (sopa) de suco
   de laranja fresco
1 colher (chá) de vinagre
   de maçã
sal com baixo teor
   de sódio

Junte os legumes ralados, a salsinha e o espinafre e misture bem.

Junte todos os ingredientes do molho e misture bem antes de temperar a salada.

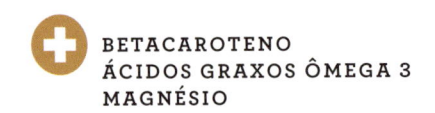

Salada de abóbora assada, rúcula e tomates secos Esta salada é deliciosa, colorida e nutritiva. É um almoço perfeito para aqueles dias em que você quer sabores contrastantes, mas, ainda assim, uma refeição leve.

1 PORÇÃO

Para a salada
½ abóbora-cheirosa
  pequena ou ¼ de
  abóbora-cheirosa
  grande fatiada e com
  a casca
½ colher (sopa) de azeite
  de oliva
8 tomates secos
1 punhado generoso de
  rúcula
1 colher (sopa) de nozes

Para o molho
1 colher (sopa) de azeite
  de oliva
1 colher (chá) de vinagre
  balsâmico
¼ de colher (chá) de
  cominho em pó
sal com baixo teor de
  sódio e pimenta-do-
  -reino moída na hora

Preaqueça o forno a 200 °C.

Coloque a abóbora em uma assadeira, regue com azeite de oliva e misture com as mãos. Asse por cerca de 30 minutos, mexendo de vez em quando, até que a abóbora fique macia e a casca comece a ficar crocante.

Junte a abóbora assada com todos os outros ingredientes da salada.

Bata os ingredientes do molho até emulsificarem.

Acrescente-o à salada e mexa bem.

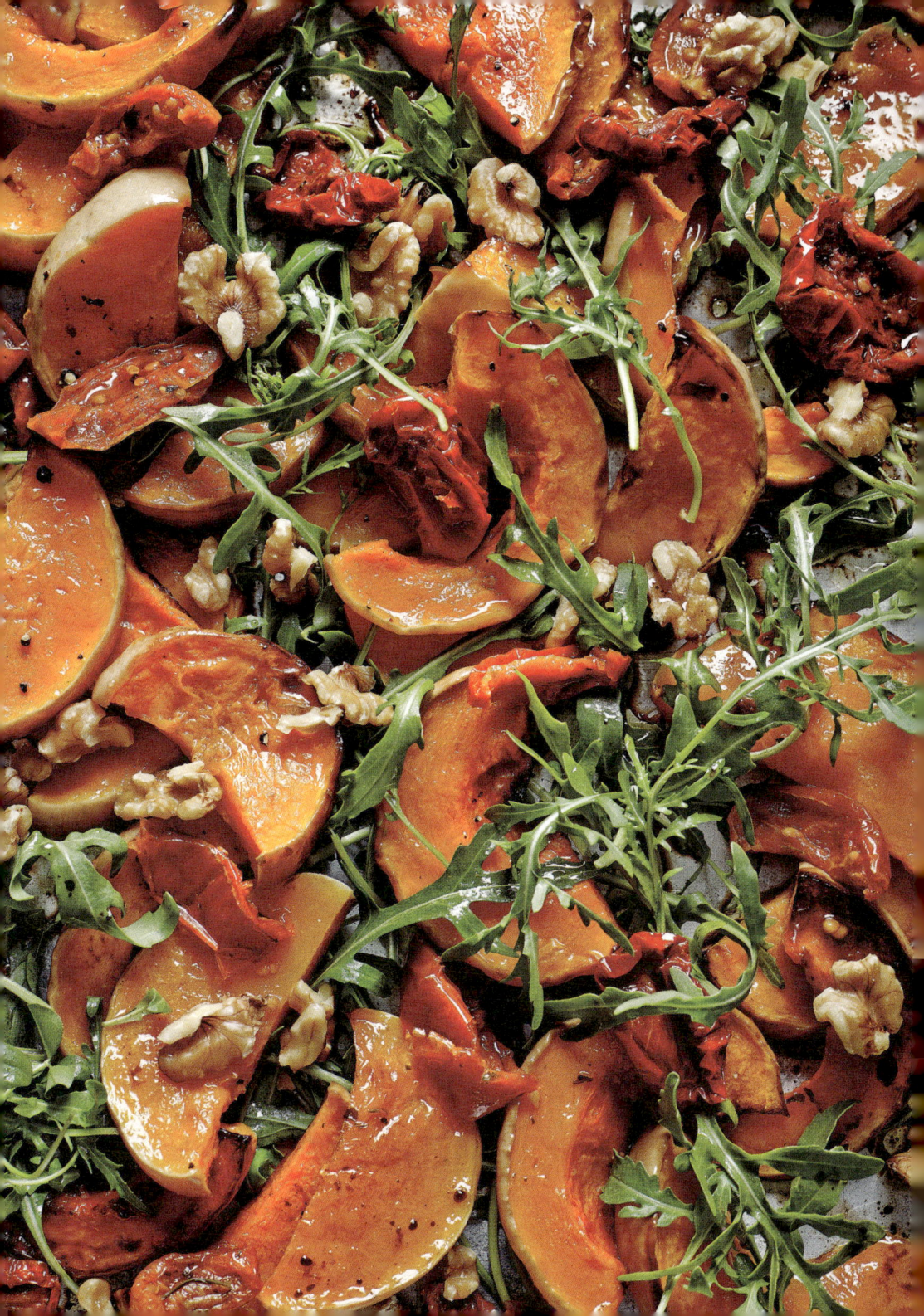

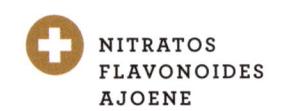

Sopa de beterraba e raiz-forte Esta é uma sopa impressionante, com um sabor realmente marcante.

1 A 2 PORÇÕES

1 colher (sopa) de azeite de oliva

1 cebola roxa grande bem picada

2 dentes de alho bem picados

1 pitada generosa de sal com baixo teor de sódio

3 beterrabas cruas grandes picadas, com a casca

cerca de 1 ℓ de caldo de legumes

2 colheres (sopa) de molho de raiz-forte

Aqueça o azeite de oliva em uma panela grande em fogo médio. Refogue a cebola e o alho com o sal com baixo teor de sódio até que a cebola fique macia.

Acrescente a beterraba e junte o caldo de legumes apenas o suficiente para cobrir as beterrabas. Cozinhe em fogo baixo por cerca de 30 minutos, até a beterraba ficar macia a ponto de ser cortada com uma faca.

Bata no liquidificador (ou use um mixer). Acrescente o molho de raiz-forte e bata até ficar uma sopa lisa e homogênea.

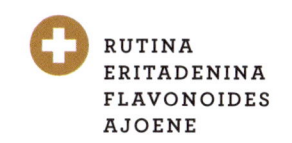

Macarrão soba com legumes salteados

O macarrão soba é uma excelente fonte do flavonoide rutina, que demonstrou ser especialmente benéfico para a saúde dos vasos sanguíneos, protegendo suas paredes contra danos nos processos inflamatórios.

1 PORÇÃO

- 1 porção de macarrão soba (geralmente já vem porcionado)
- 1 colher (sopa) de azeite de oliva
- 1 cebola roxa grande bem picada
- 2 dentes de alho bem picados
- 1 pimenta-malagueta pequena bem picada
- 1 cenoura cortada em julienne
- 1 pitada de sal com baixo teor de sódio
- 2 talos de cebolinha cortados em tiras
- 5 cogumelos shitake fatiados
- 2 punhados de espinafre baby
- 3 colheres (chá) de molho de soja com baixo teor de sódio
- 2 colheres (chá) de óleo de gergelim

Cozinhe o macarrão de acordo com as instruções da embalagem, escorra e reserve. Aqueça o azeite em uma panela wok pequena ou em uma frigideira em fogo médio. Salteie a cebola, o alho, a pimenta e a cenoura temperados com o sal com baixo teor de sódio até a cebola ficar macia e a cenoura começar a amaciar.

Junte a cebolinha e o shitake e salteie por 5 a 8 minutos, até o shitake cozinhar. Acrescente o espinafre baby e salteie só até ele murchar.

Finalmente, passe o macarrão escorrido para um prato e junte todos os ingredientes salteados. Misture bem e adicione o molho de soja com baixo teor de sódio e o óleo de gergelim.

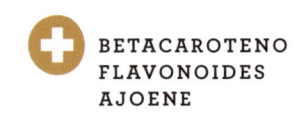

BETACAROTENO
FLAVONOIDES
AJOENE

Sopa de batata-doce assada e coco Não há como descrever esta receita no que se refere a sabor. Intensa, substancial e cremosa.

1 A 2 PORÇÕES

1 ½ batata-doce laranja grande picada e com a pele

1 colher (sopa) de azeite de oliva, e mais um pouco para a guarnição (opcional)

1 cebola roxa grande bem picada

2 dentes de alho bem picados

sal com baixo teor de sódio e pimenta-do-reino moída na hora

400 g de leite de coco

500 ml de caldo de legumes

folhas de coentro para a guarnição (opcional)

tiras finas de pimenta vermelha para a guarnição (opcional)

Preaqueça o forno a 200 °C.

Disponha a batata-doce em uma assadeira e asse por cerca de 30 minutos, até ela começar a amaciar e a pele começar a dourar.

Aqueça o azeite de oliva em uma panela em fogo médio. Salteie a cebola e o alho com uma pitada generosa de sal com baixo teor de sódio até a cebola ficar macia.

Adicione a batata-doce assada e junte o leite de coco e o caldo de legumes só até cobrir totalmente a batata-doce.

Cozinhe em fogo baixo por cerca de 10 minutos. Em seguida, bata no liquidificador até a mistura ficar lisa e homogênea. Enfeite com o coentro e a pimenta vermelha e regue com um fio de azeite (opcional).

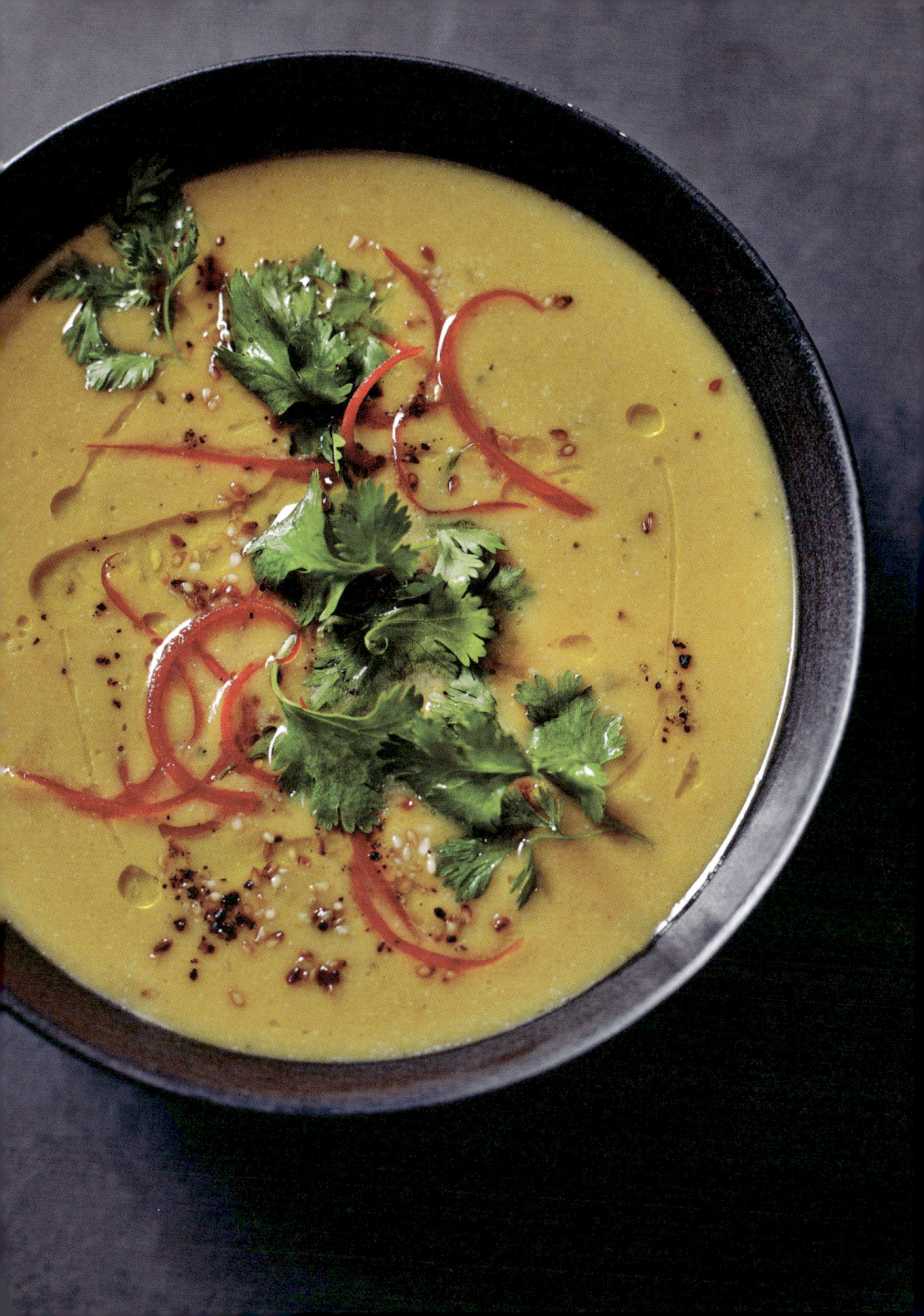

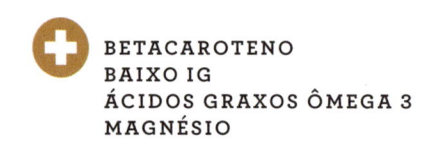

Peito de frango recheado com anchovas e azeitonas pretas, purê de batata-doce e verdura no vapor

Este é um prato com sabor incrível e intenso que pode ser servido em uma refeição especial.

1 PORÇÃO

- 1 peito de frango grande sem pele
- 3 filés de anchovas
- 4 azeitonas gregas fatiadas
- ½ batata-doce laranja descascada e cortada em pedaços
- ½ colher (sopa) de azeite de oliva
- sal com baixo teor de sódio e pimenta-do--reino moída na hora
- 1 maço pequeno de couve-crespa (kale)
- 1 punhado de folhas de manjericão roxo (opcional)

Preaqueça o forno a 200 °C.

Faça uma abertura no peito de frango, cortando na parte mais grossa. Recheie essa abertura com as anchovas e as azeitonas, feche e prenda com palitos de dente.

Leve para assar por 25 minutos.

Enquanto isso, coloque a batata-doce em uma panela e cubra com água quase fervente. Cozinhe em fogo brando por 15 minutos, até ela ficar macia. Escorra a água e amasse a batata com o azeite, o sal com baixo teor de sódio e a pimenta. Mantenha esse purê aquecido até o frango ficar pronto.

Faltando 5 minutos para servir, cozinhe a couve no vapor só até ela amaciar um pouco e ficar de um verde brilhante. Sirva com o frango e o purê de batata-doce. Finalize com o manjericão roxo (opcional).

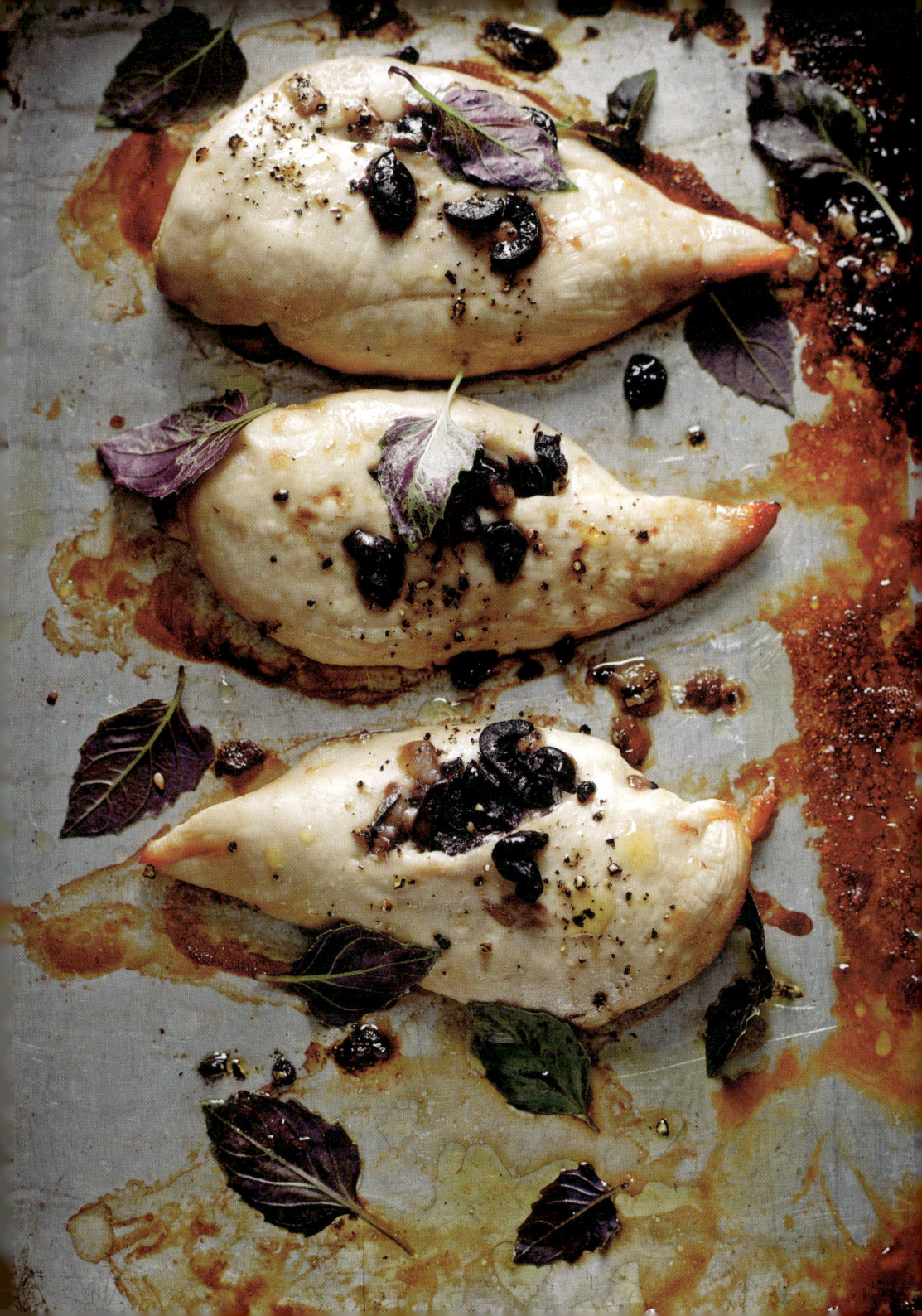

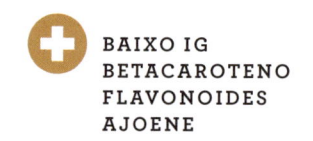

Legumes assados com salada de quinoa

Uma deliciosa refeição que é a um só tempo substancial e leve, além de ter muitos nutrientes.

1 A 2 PORÇÕES

1 abobrinha grande fatiada

1 pimentão vermelho grande fatiado

1 cebola roxa grande cortada pela metade e, em seguida, fatiada

azeite de oliva para regar

1 colher (chá) de alho em pó

1 colher (chá) de páprica defumada

sal com baixo teor de sódio e pimenta-do--reino moída na hora

150 g de quinoa

folhas de salsinha

1 colher (chá) de alcaparras escorridas e lavadas

Preaqueça o forno a 200 °C.

Coloque os legumes fatiados em uma assadeira pequena com o azeite e misture bem. Acrescente o alho em pó, a páprica defumada, um pouco do sal com baixo teor de sódio, a pimenta e misture bem. Leve para assar por cerca de 35 minutos, mexendo de vez em quando para não grudar na assadeira.

Leve a quinoa para uma panela e cubra-a com água fervente. Cozinhe em fogo brando por cerca de 20 minutos, até que os grãos estejam macios e comecem a ficar translúcidos. Escorra o excesso de água (se for o caso).

Pique bem a salsinha e as alcaparras e junte-as à quinoa.

Acrescente os legumes assados. Está pronto para servir.

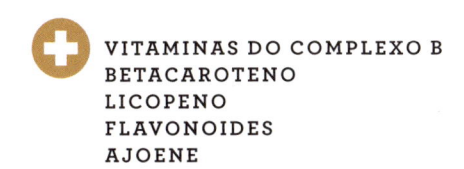

VITAMINAS DO COMPLEXO B
BETACAROTENO
LICOPENO
FLAVONOIDES
AJOENE

Chilli com mix de feijões e batata-doce assada

Este prato costuma ser servido com arroz, mas em uma dieta de baixo IG você deve manter distância de arroz branco (embora um pouco de arroz integral não vá fazer mal). Esta é uma versão da clássica receita de batata assada com chilli e carne. A batata-doce tem um impacto glicêmico bem menor que o da batata comum. A do tipo laranja ainda contém grande quantidade de betacaroteno, o que faz dela uma excelente opção.

1 PORÇÃO

1 batata-doce laranja
½ colher (sopa) de azeite de oliva
1 cebola roxa bem picada
1 dente de alho bem picado
1 pimenta vermelha bem picada
½ pimentão vermelho bem picado
sal com baixo teor de sódio e pimenta-do-reino moída na hora
400 g de feijões mistos em conserva escorridos e lavados
400 g de tomates pelados picados
1 colher (chá) de cominho em pó
1 colher (chá) cheia de páprica defumada

Preaqueça o forno a 200 °C.

Faça alguns buracos na batata-doce e leve-a para assar no forno por cerca de 1 hora. Acompanhe o processo verificando, de tempo em tempo, se ela está macia por inteiro.

Refogue a cebola, o alho, a pimenta vermelha e o pimentão vermelho no azeite em fogo médio e com uma pequena pitada de sal com baixo teor de sódio até a cebola ficar macia.

Acrescente os feijões e os tomates e aguarde abrir fervura. Abaixe o fogo e cozinhe em fogo brando por cerca de 10 minutos. Acrescente os temperos e deixe cozinhar por mais 15 minutos, para reduzir o molho e deixá-lo mais espesso. Tempere a gosto.

Abra a batata-doce assada e cubra-a com uma generosa porção do chilli.

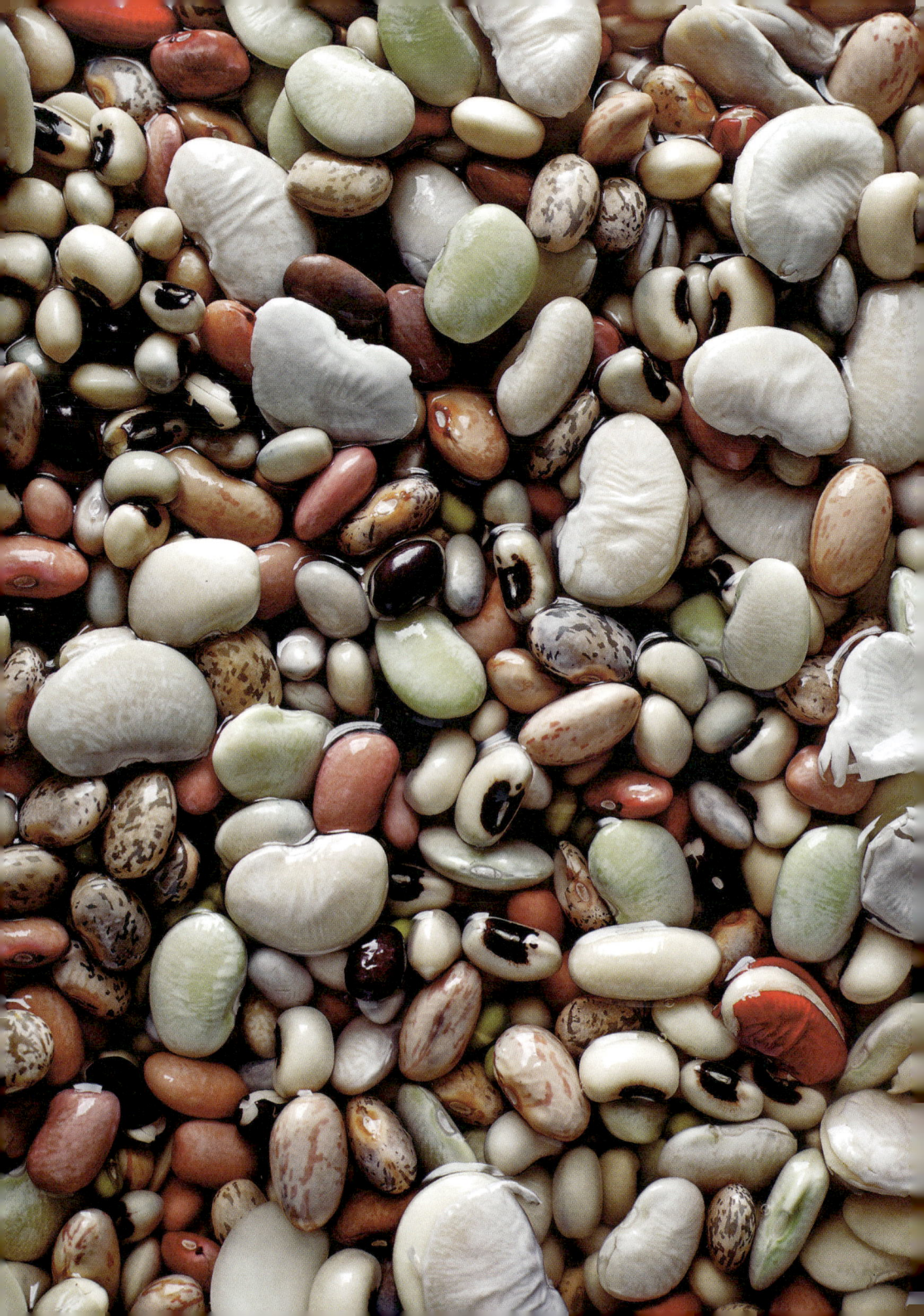

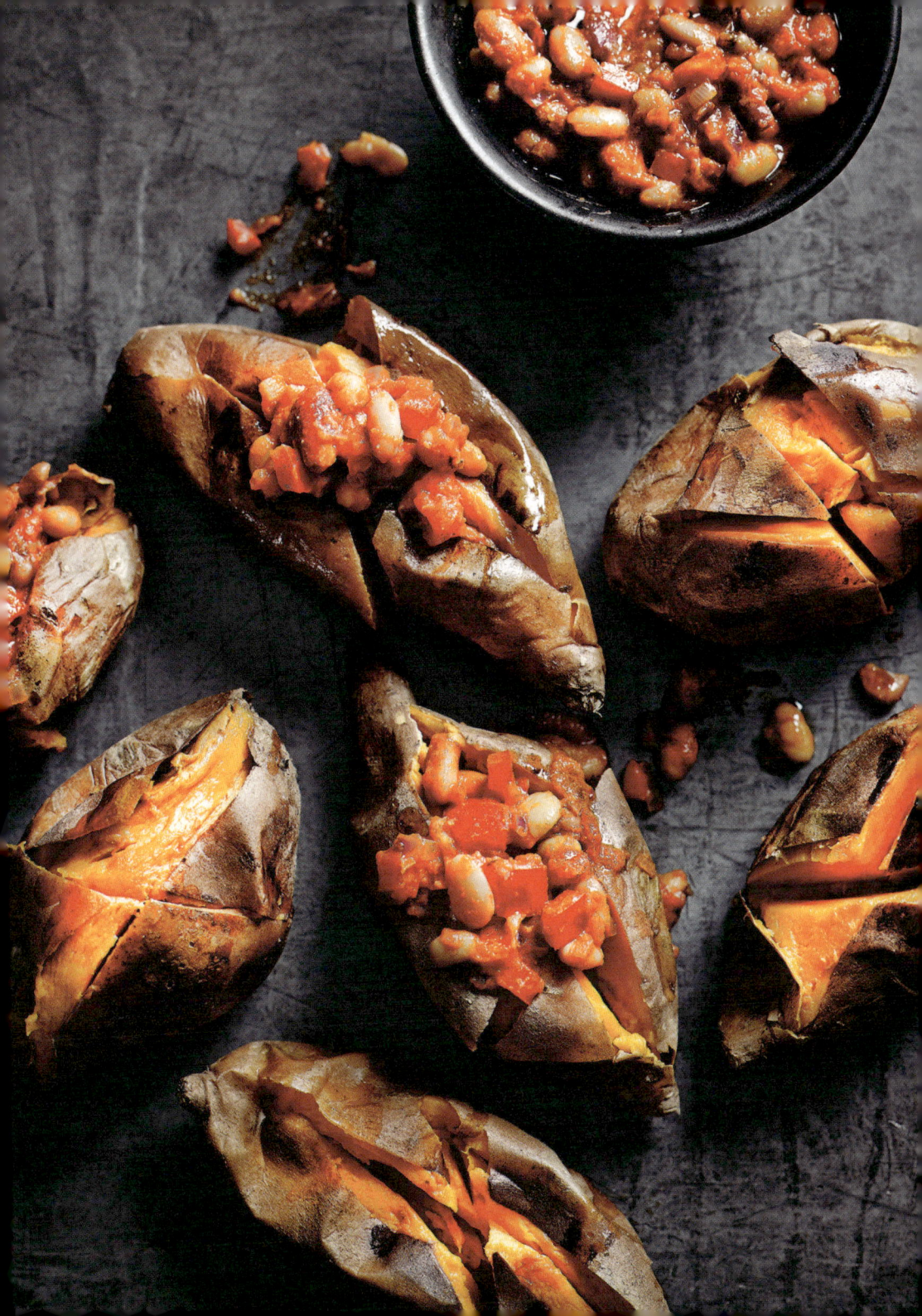

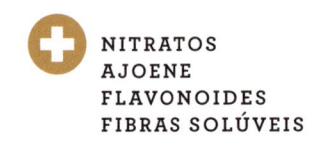

**NITRATOS
AJOENE
FLAVONOIDES
FIBRAS SOLÚVEIS**

Meias-luas de beterraba assada com homus de feijão-branco

A beterraba assada tem se tornado uma alternativa interessante para as batatas assadas ou fritas aqui em casa. Tudo começou com uma grande quantidade de beterraba na geladeira que precisava ser consumida e um momento de criatividade/tédio. O resultado acabou sendo muito agradável. Ela é muito dura para ser servida inteira, mas assada em pedaços grandes cortados em meia-lua fica muito especial.

1 PORÇÃO

1 beterraba grande com a casca cortada em meias-luas

2 colheres (sopa) de azeite de oliva, e mais um pouco para a beterraba

400 g de feijões cannellini em conserva escorridos

suco de ½ limão-siciliano

1 dente de alho bem picado

sal com baixo teor de sódio

1 punhado de salsinha picada como guarnição (opcional)

Preaqueça o forno a 200 °C.

Disponha os pedaços de beterraba em uma assadeira e regue com um pouco de azeite de oliva. Mexa bem para envolver todos os pedaços de beterraba. Asse, virando de vez em quando, por cerca de 40 minutos, até a beterraba ficar macia.

Bata os feijões no liquidificador com 2 colheres (sopa) de azeite de oliva, o suco de limão-siciliano, o alho e o sal com baixo teor de sódio. Bata até adquirir a consistência de um homus espesso.

Coloque a beterraba em um prato e sirva-a acompanhada do homus. Decore com as folhas de salsinha (opcional). Sirva o prato com uma salada verde.

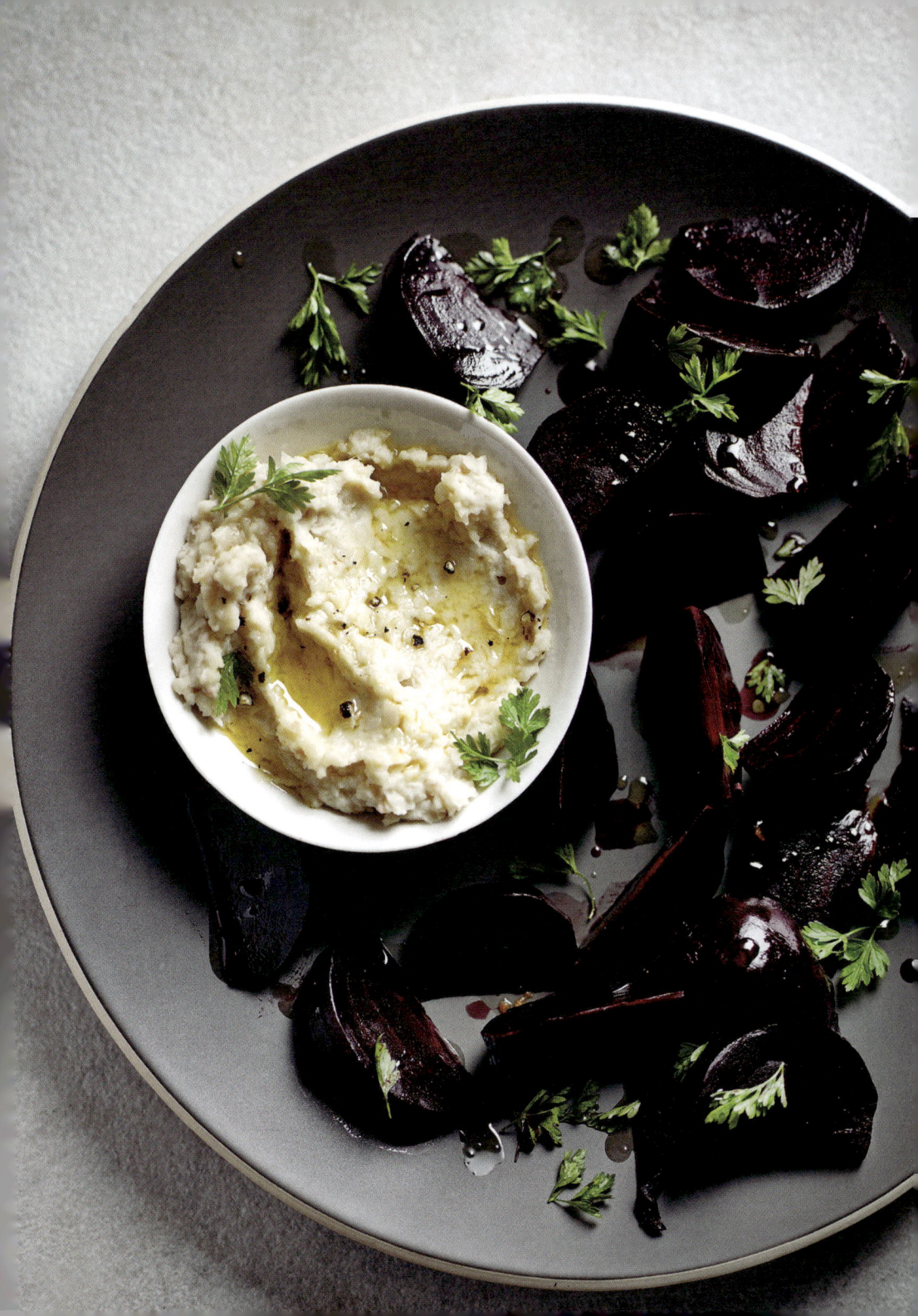

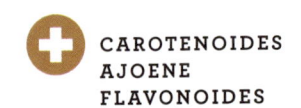

Sopa de abóbora, goji berry e cebola roxa

O.k., fruta em uma sopa salgada. Assim até parece que fiquei louco de vez. Mas confie em mim: há algo muito especial na harmonização de abóbora com goji berry. Esses ingredientes intensificam um o sabor do outro de maneira fenomenal. Dê uma chance a este prato. Tenho certeza de que você vai gostar!

2 PORÇÕES

1 cebola roxa grande bem picada

2 dentes de alho bem picados

½ colher (sopa) de azeite de oliva

sal com baixo teor de sódio

1 abóbora-cheirosa pequena com a casca e cortada

2 punhados de goji berries

cerca de 500 ml de caldo de legumes

Refogue a cebola e o alho no azeite de oliva com uma pitada de sal com baixo teor de sódio, até a cebola ficar macia. Acrescente a abóbora e o goji berry.

Acrescente caldo de legumes suficiente apenas para cobrir todos os ingredientes. Cozinhe em fogo brando até a abóbora ficar macia e se desmanchar quando espetada.

Bata no liquidificador até ficar uma sopa espessa, brilhante e cor de laranja.

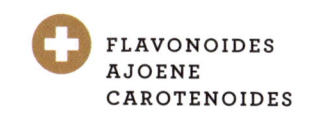

Sopa de pimentão caramelizado no balsâmico

Esta é uma sopa muito especial. Leva um certo tempo para ser preparada, mas realmente vale a pena pelo sabor intenso e prolongado que você receberá em troca.

1 A 2 PORÇÕES

2 pimentões vermelhos sem sementes e fatiados
2 pimentões amarelos sem sementes e fatiados
1 ½ colher (sopa) de azeite de oliva
2 colheres (sopa) de vinagre balsâmico
1 cebola grande bem picada
1 dente de alho bem picado
½ batata-doce laranja pequena descascada e cortada
200 ml a 300 ml de caldo de legumes, e mais um pouco se necessário

Preaqueça o forno a 200 °C.

Coloque as fatias de pimentão em uma assadeira pequena e regue-as com ½ colher (sopa) de azeite de oliva e ½ colher (sopa) de vinagre balsâmico. Leve para assar por 30 a 40 minutos. A cada 10 minutos, tire do forno, acrescente mais ½ colher (sopa) de vinagre balsâmico, mexa e leve de volta para o forno. Aos 40 minutos, o vinagre balsâmico deverá ter se caramelizado ao redor do pimentão, e o aroma será divino.

Enquanto isso, refogue, em uma panela, a cebola e o alho em 1 colher (sopa) de azeite que restou, só até a cebola ficar macia.

Transfira o pimentão caramelizado para a panela com o refogado e junte a batata-doce e o caldo de legumes o suficiente para cobrir pela metade todos os ingredientes. Cozinhe em fogo brando até a batata-doce ficar macia.

Bata tudo no liquidificador até se tornar um creme leve e homogêneo. Se achar que a sopa ficou muito grossa, acrescente um pouco mais de caldo.

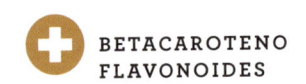

Gomos de batata-doce com dip de pimentão vermelho e nozes Simplesmente uma bomba de sabor, e, embora pareça simples e leve, sua densidade nutricional vai fazer você se sentir realmente satisfeito. Estamos falando de uma sensação que vai durar horas.

1 PORÇÃO
1 batata-doce laranja grande com a casca e cortada em gomos
2 colheres (sopa) de azeite de oliva, e mais um pouco para regar as batatas-doces
1 ½ pimentão vermelho grande picado grosseiramente
80 g de nozes
1 dente de alho
sal com baixo teor de sódio

Preaqueça o forno a 200 °C.

Coloque os gomos de batata-doce em uma assadeira e regue com um pouco de azeite de oliva. Misture bem para que todos os pedaços fiquem envolvidos em azeite. Asse por cerca de 20 minutos, virando de vez em quando, até que a batata-doce esteja macia e a casca, crocante.

Ao mesmo tempo, asse os pimentões em forno quente por cerca de 12 minutos. Gosto de assá-los sem óleo, para que a pele fique um pouco chamuscada nas pontas, com aquele sabor gostoso de tostado. Quando o pimentão começar a ficar macio, tire-o do forno.

Coloque os pimentões assados, as nozes, o alho, as 2 colheres (sopa) de azeite de oliva e uma pitada generosa de sal com baixo teor de sódio no liquidificador ou em um processador de alimentos e bata na potência máxima para obter um dip na consistência de um homus.

Mergulhar os gomos de batata-doce na mistura de nozes é o paraíso! Sirva com uma boa salada.

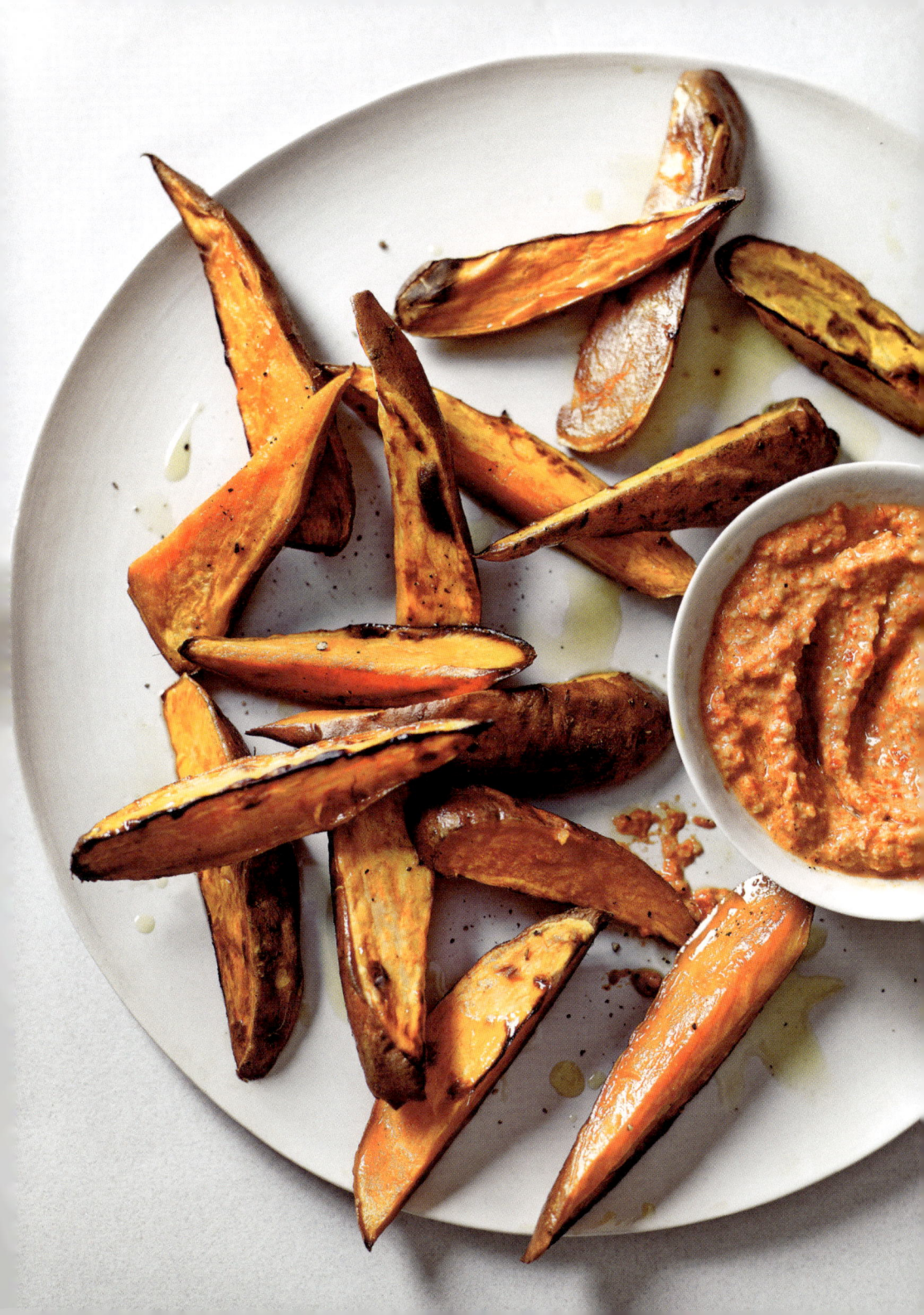

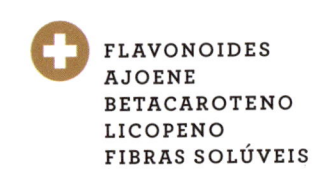

**FLAVONOIDES
AJOENE
BETACAROTENO
LICOPENO
FIBRAS SOLÚVEIS**

Berinjela recheada Este prato é uma iguaria e tanto. Eu adoro todos os seus sabores. Dá sensação de saciedade e é fácil de fazer. Não poderia ser melhor!

1 A 2 PORÇÕES

1 colher (sopa) de azeite de oliva

1 cebola roxa grande cortada pela metade e, em seguida, em fatias

2 dentes de alho bem picados

1 pimentão vermelho grande sem sementes e picado

1 abobrinha grande fatiada

sal com baixo teor de sódio e pimenta-do--reino moída na hora

400 g de tomates pelados picados

1 berinjela grande

2 colheres (sopa) de aveia em flocos

3 colheres (chá) de queijo parmesão ralado

Preaqueça o forno a 200 °C.

Em uma panela, aqueça o azeite em fogo médio. Refogue a cebola, o alho, o pimentão vermelho e a abobrinha com uma pitada generosa de sal com baixo teor de sódio por cerca de 8 minutos, até os ingredientes começarem a ficar macios.

Acrescente os tomates e cozinhe em fogo baixo por 15 a 20 minutos, até obter um ratatouille espesso. Acerte o tempero, se preciso.

Corte a berinjela pela metade. Retire, com uma colher, a polpa das duas metades, deixando apenas cerca de 0,5 cm de polpa em cada metade. Coloque as metades da berinjela em uma assadeira com a parte interna voltada para baixo e acrescente um pouco de água. Asse por cerca de 12 minutos, até que elas comecem a ficar macias. Vire e asse por mais 5 minutos.

Misture a aveia e o parmesão e tempere-os a gosto. Com uma colher, coloque o ratatouille nas metades da berinjela, pressionando firmemente. Cubra com o parmesão.

Leve de volta ao forno por mais 12 minutos. Sirva com uma salada.

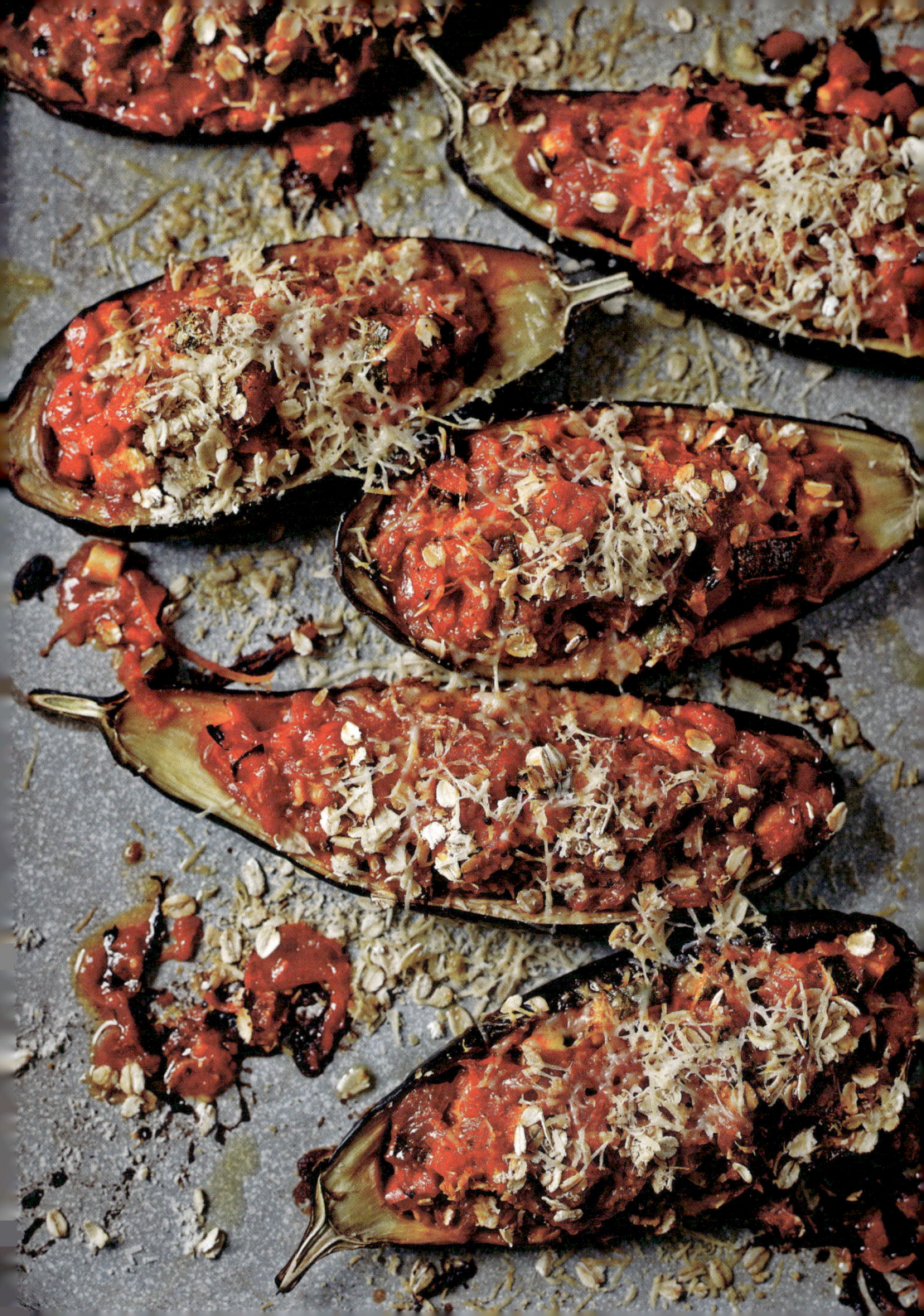

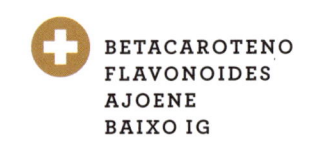

Pimentões recheados com frango e estragão acompanhados de verduras no vapor

Este prato supersaboroso e peculiar está destinado a se tornar um dos meus favoritos. Ele funciona como um prato mais leve se estiver acompanhado de salada, ou como uma refeição mais marcante se acompanhado de purê de batata-doce e verduras verde-escuras.

1 PORÇÃO

1 peito de frango grande sem pele

½ colher (sopa) de azeite de oliva

1 dente de alho bem picado

1 pitada de sal com baixo teor de sódio

1 colher (chá) cheia de queijo macio ou cremoso

folhas de 2 a 3 talos de estragão picadas grosseiramente

1 pimentão vermelho grande sem sementes e cortado pela metade

1 maço de couve-crespa (kale)

Preaqueça o forno a 200 °C.

Passe o frango pelo processador de alimentos em velocidade baixa para que ele fique levemente moído.

Aqueça o azeite de oliva em uma panela em fogo médio. Refogue o alho com uma pitada de sal com baixo teor de sódio por 2 ou 3 minutos. Acrescente o frango e continue a cozinhar, mexendo e virando por cerca de 12 minutos, até que esteja cozido por completo.

Adicione o queijo e o estragão e use essa mistura para rechear as metades do pimentão. Coloque-as em uma assadeira. Acrescente um pouco de água ao redor das metades do pimentão e asse por 15 a 20 minutos, até que o pimentão fique macio e se forme uma crosta dourada sobre o recheio.

Quando estiverem faltando 5 minutos para servir, cozinhe a couve-crespa no vapor rapidamente, só até ela murchar um pouco e ficar de um verde mais brilhante. Sirva com os pimentões recheados.

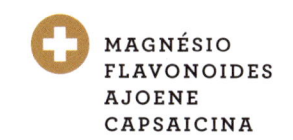

**MAGNÉSIO
FLAVONOIDES
AJOENE
CAPSAICINA**

Salteado de frango e legumes na manteiga de amêndoas

Esta é a perfeita solução depois de um longo dia: rápida, nutritiva e feita em uma só panela. A manteiga de amêndoas pode ser encontrada em lojas de alimentos saudáveis e em alguns supermercados. Se você não encontrar, poderá usar manteiga de amendoim.

1 PORÇÃO

1 colher (sopa) de azeite de oliva

2 dentes de alho bem picados

1 alho-poró grande fatiado

1 pimenta vermelha bem picada

1 peito de frango grande sem pele em cubos

1 abobrinha pequena fatiada

1 maço pequeno de couve-crespa (kale)

2 punhados de espinafre baby

1 colher (sopa) cheia de manteiga de amêndoas

2 colheres (chá) de molho de soja

1 colher (chá) de mel

1 colher (sopa) de amêndoas em lâminas

Aqueça o azeite de oliva em uma frigideira ou panela wok em fogo médio. Refogue o alho, o alho-poró e a pimenta vermelha por cerca de 5 minutos. Acrescente o frango e salteie por 8 a 10 minutos, até o frango estar cozido. (Você pode cortar um pedaço grande pela metade para verificar; não deve haver nenhuma parte rosada.)

Acrescente a abobrinha, a couve-crespa e o espinafre e salteie por mais 5 minutos. Junte a manteiga de amêndoas, o molho de soja e o mel. Misture bem. Sirva decorado com as amêndoas em lâminas.

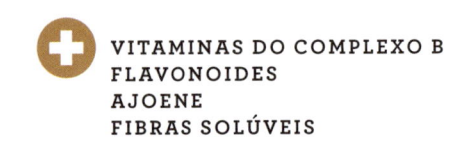

Espetinhos de camarão-rosa apimentado com tarka dal

Eu adoro comida indiana – acho que é uma das mais saborosas e, exceto pelas misturas inventadas por serviços de *delivery* (como frango tikka masala), pode ser muito saudável também. A combinação de vegetais e especiarias antioxidantes resulta em pratos que são um verdadeiro armário de medicamentos comestível.

1 PORÇÃO

1 colher (sopa) de azeite de oliva
½ cebola roxa bem picada
1 dente de alho grande bem picado
sal com baixo teor de sódio e pimenta-do-reino moída na hora
75 g de lentilhas vermelhas
500 ml de caldo de legumes (talvez não seja necessário tanto)
½ colher (chá) de cominho em pó
½ colher (chá) de cúrcuma
12 camarões-rosa grandes descascados e limpos
3 espetinhos de churrasco (que devem ter ficado mergulhados em água por 30 minutos)

Aqueça o azeite em uma panela em fogo médio. Refogue a cebola e o alho com uma pitada generosa de sal com baixo teor de sódio, até a cebola ficar macia.

Acrescente as lentilhas e uma pequena quantidade de caldo de legumes e deixe que cozinhem em fogo brando. Como se estivesse preparando um risoto, vá acrescentando o caldo de legumes aos poucos, conforme o líquido for ficando reduzido, até que as lentilhas estejam cozidas. Elas devem ficar com a textura de um mingau ralo. Junte o cominho e a cúrcuma, mexendo bem.

Aqueça uma bistequeira em fogo médio para alto. Coloque 4 camarões em cada espetinho, salpique-os com pimenta-do-reino moída grosseiramente e leve-os para grelhar na bistequeira por 3 minutos de cada lado.

Sirva o dal em uma tigela ao lado dos espetinhos.

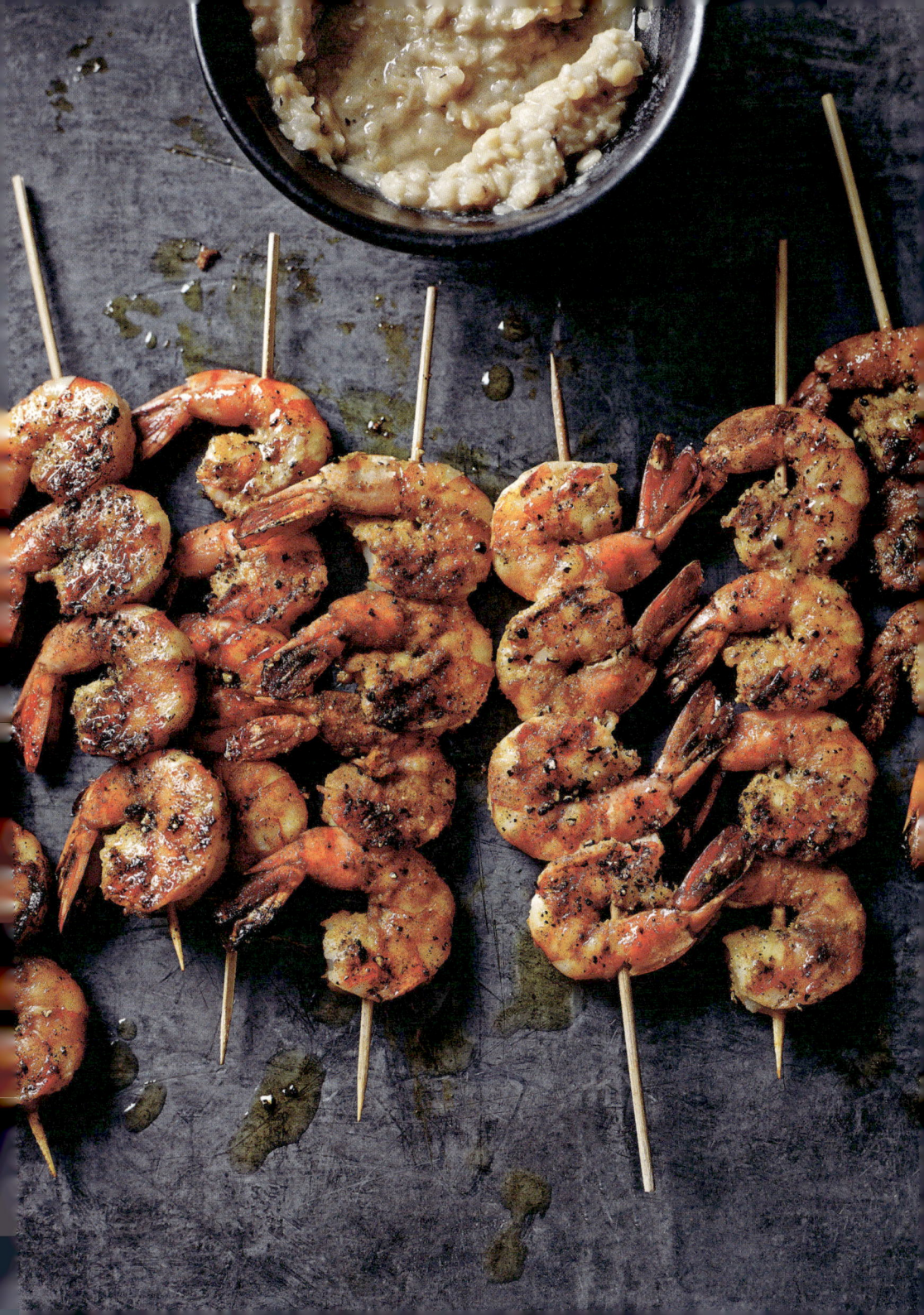

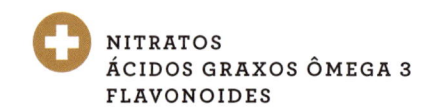

**NITRATOS
ÁCIDOS GRAXOS ÔMEGA 3
FLAVONOIDES**

Montinhos de salmão, beterraba e wasabi

Embora seja um tanto peculiar, esta combinação incrível (e com um visual impressionante) é fantástica para uma noite de verão, já que é servida fria. Ela também funciona como entrada.

1 PORÇÃO

2 beterrabas pequenas cozidas (sem vinagre) cortadas em cubinhos

1 colher (sopa) de maionese

2 colheres (chá) de wasabi

4 fatias de salmão defumado cortado em cubinhos

suco de ½ limão-siciliano

pimenta-do-reino moída na hora

1 punhado de folhas de rúcula

Misture a beterraba, a maionese e o wasabi em uma tigela pequena.

Em um recipiente separado, misture o salmão, o suco de limão-siciliano e a pimenta-do-reino.

Para a montagem, posicione um aro no centro de um prato. Coloque a mistura de beterraba e empurre bem com uma colher para a mistura adquirir o formato do molde. Cubra com uma camada de salmão, também empurrando bem para ele ficar no formato do molde. Se preferir, você pode fazer mais camadas, mais finas, de cada mistura.

Retire o aro com cuidado e enfeite com algumas folhas pequenas de rúcula.

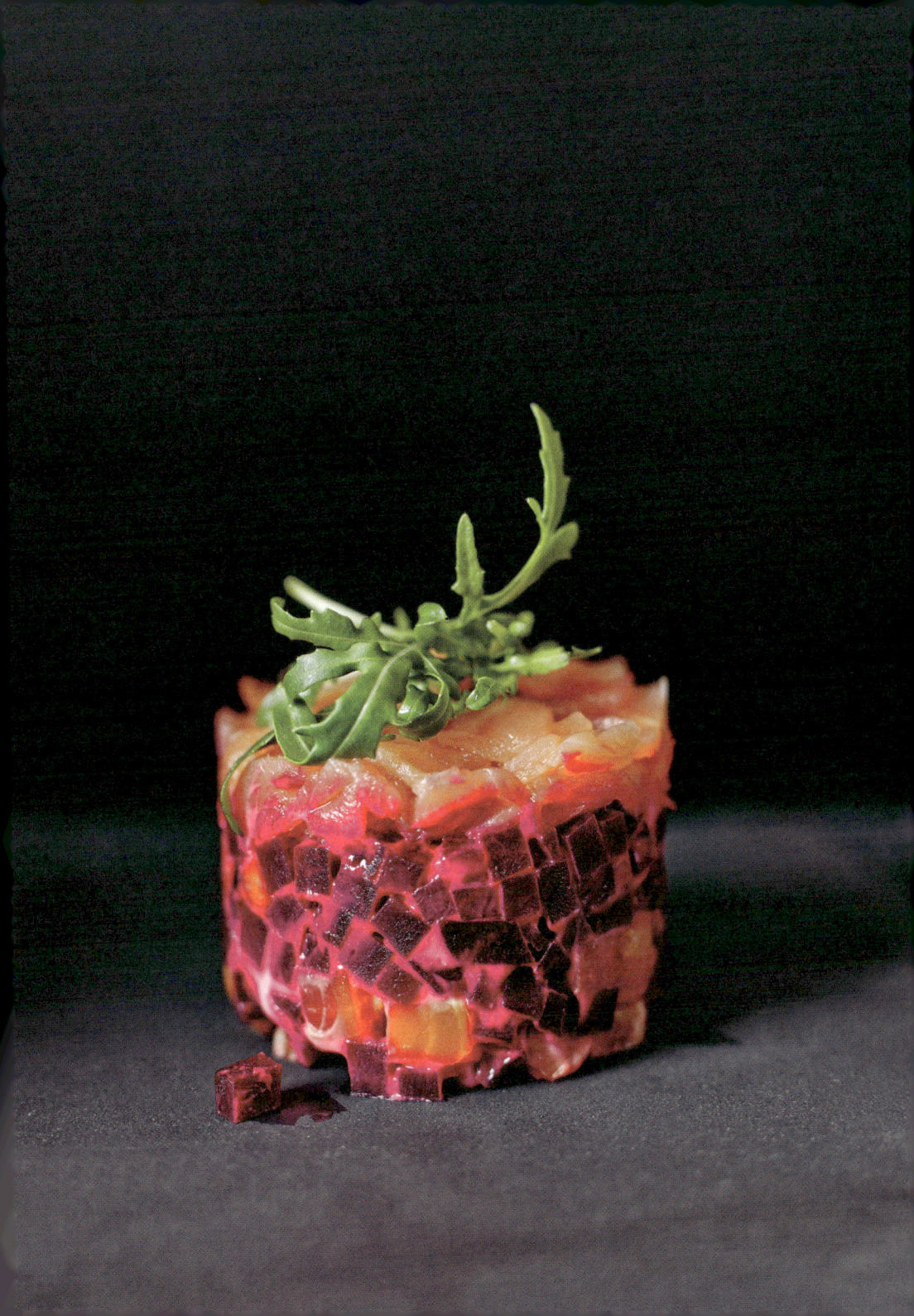

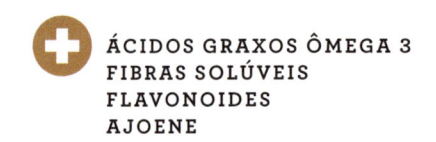

Salmão com tapenade e feijão borlotti amassado

Este é um jantar que dá boa sensação de saciedade e é rápido de preparar, se você usar feijão em conserva. Perfeito para depois de um longo dia de trabalho, quando o ideal é comer algo que o faça se sentir satisfeito por mais tempo. Você pode encontrar tapenade de azeitonas pretas em supermercados.

1 PORÇÃO

- 1 filé de salmão
- 1 dente de alho bem picado
- 1 ½ cebola roxa bem picada
- ½ colher (sopa) de azeite de oliva
- sal com baixo teor de sódio e pimenta-do-reino moída na hora
- 400 g de feijões borlotti (rajados) em conserva escorridos
- 1 colher (chá) de alcaparras
- ½ colher (sopa) de tapenade de azeitonas pretas

Preaqueça o forno a 200 °C.

Coloque o filé de salmão em uma assadeira e leve ao forno por cerca de 10 minutos.

Enquanto isso, em uma frigideira, refogue o alho e a cebola no azeite de oliva, com uma pitada de sal com baixo teor de sódio até a cebola ficar macia. Acrescente o feijão ao refogado de cebola e alho e salteie por mais 1 ou 2 minutos. Com um amassador de batata, amasse grosseiramente os feijões; eles devem ficar parcialmente amassados. Acrescente as alcaparras e misture bem.

Tire o salmão do forno, cubra com a tapenade e leve de volta ao forno por mais 10 minutos, até que as extremidades da tapenade fiquem firmes e quase crocantes.

Coloque o feijão amassado no centro do prato de servir e cubra com o salmão.

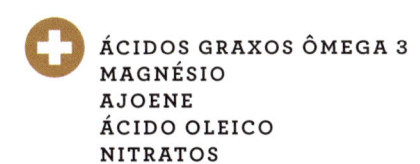

ÁCIDOS GRAXOS ÔMEGA 3
MAGNÉSIO
AJOENE
ÁCIDO OLEICO
NITRATOS
FIBRAS SOLÚVEIS

Truta grelhada com raízes e molho verde
Este é um prato vibrante e repleto de sabores frescos e belas cores.

1 PORÇÃO
½ beterraba crua cortada em gomos
1 cenoura grande, cortada em gomos, ou um punhado de cenouras baby
1 pastinaca pequena cortada em gomos
2 colheres (sopa) de azeite de oliva ou mais para temperar, e mais um pouco para os legumes assados
sal com baixo teor de sódio e pimenta-do--reino moída na hora
1 maço pequeno de salsinha
1 maço pequeno de hortelã
1 maço pequeno de manjericão
1 dente de alho bem picado
2 colheres (chá) de alcaparras escorridas e lavadas
1 colher (chá) de vinagre de vinho branco
1 filé grande de truta

Preaqueça o forno a 200 °C.

Coloque as raízes (a beterraba, a cenoura e a pastinaca) picadas em uma assadeira. Regue-as com um pouco de azeite de oliva, acrescente uma pitada generosa de sal com baixo teor de sódio e pimenta-do-reino e misture bem. Asse por cerca de 30 minutos, até que as raízes estejam macias e começando a ficar douradas.

Enquanto isso, leve a salsinha, a hortelã, o manjericão, o alho, as alcaparras, o vinagre e 2 colheres (sopa) de azeite de oliva ao liquidificador e bata em velocidade mínima, evitando deixar os ingredientes líquidos demais. Acrescente mais azeite, se preferir.

Preaqueça o grill elétrico. Grelhe a truta por cerca de 15 minutos, virando de vez em quando, até que comece a se formar uma crosta dourada sobre o filé.

Disponha as raízes no centro de um prato. Cubra com o filé de truta (ou simplesmente sirva a truta e as raízes ao lado) e regue com 1 porção generosa de molho verde.

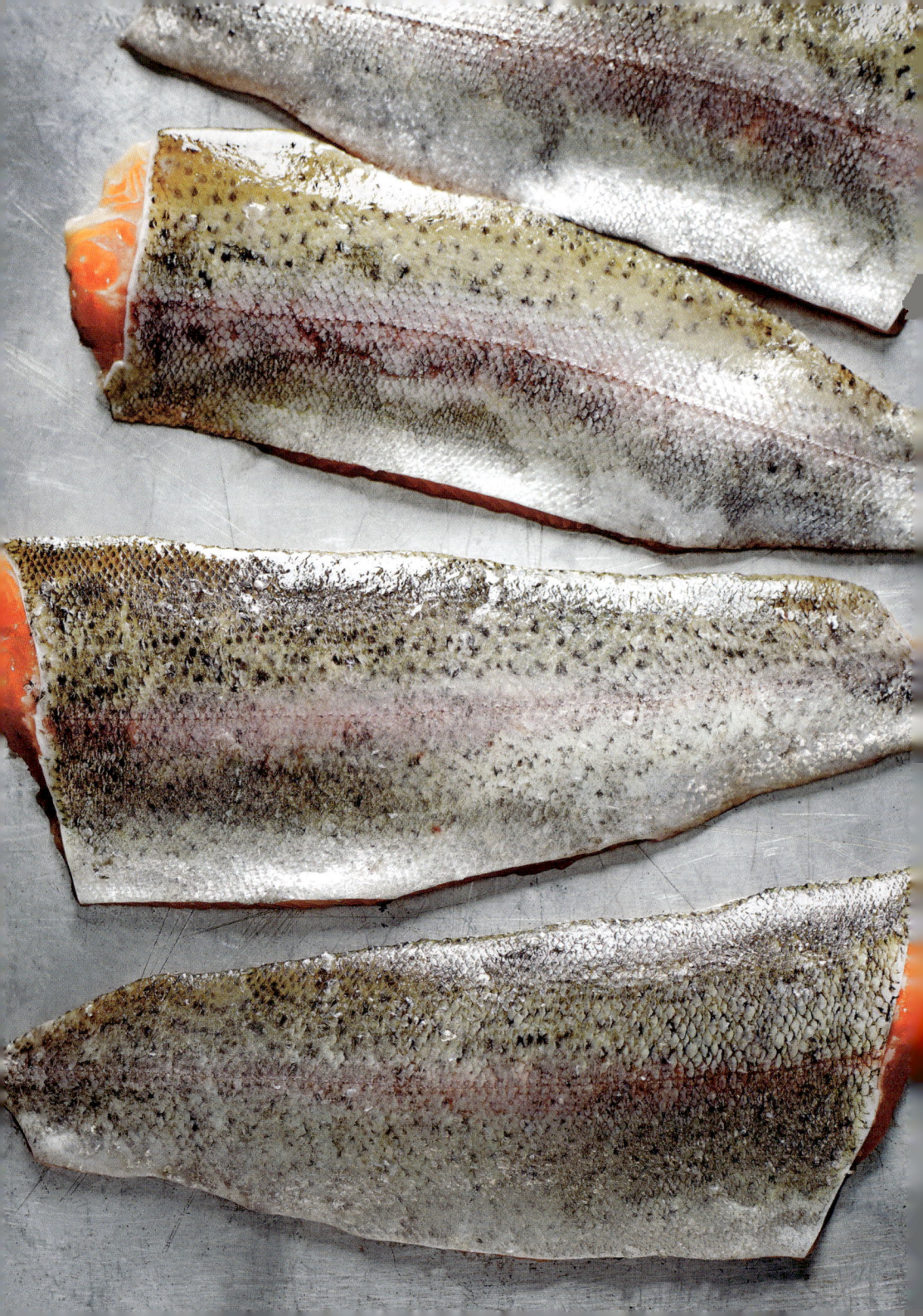

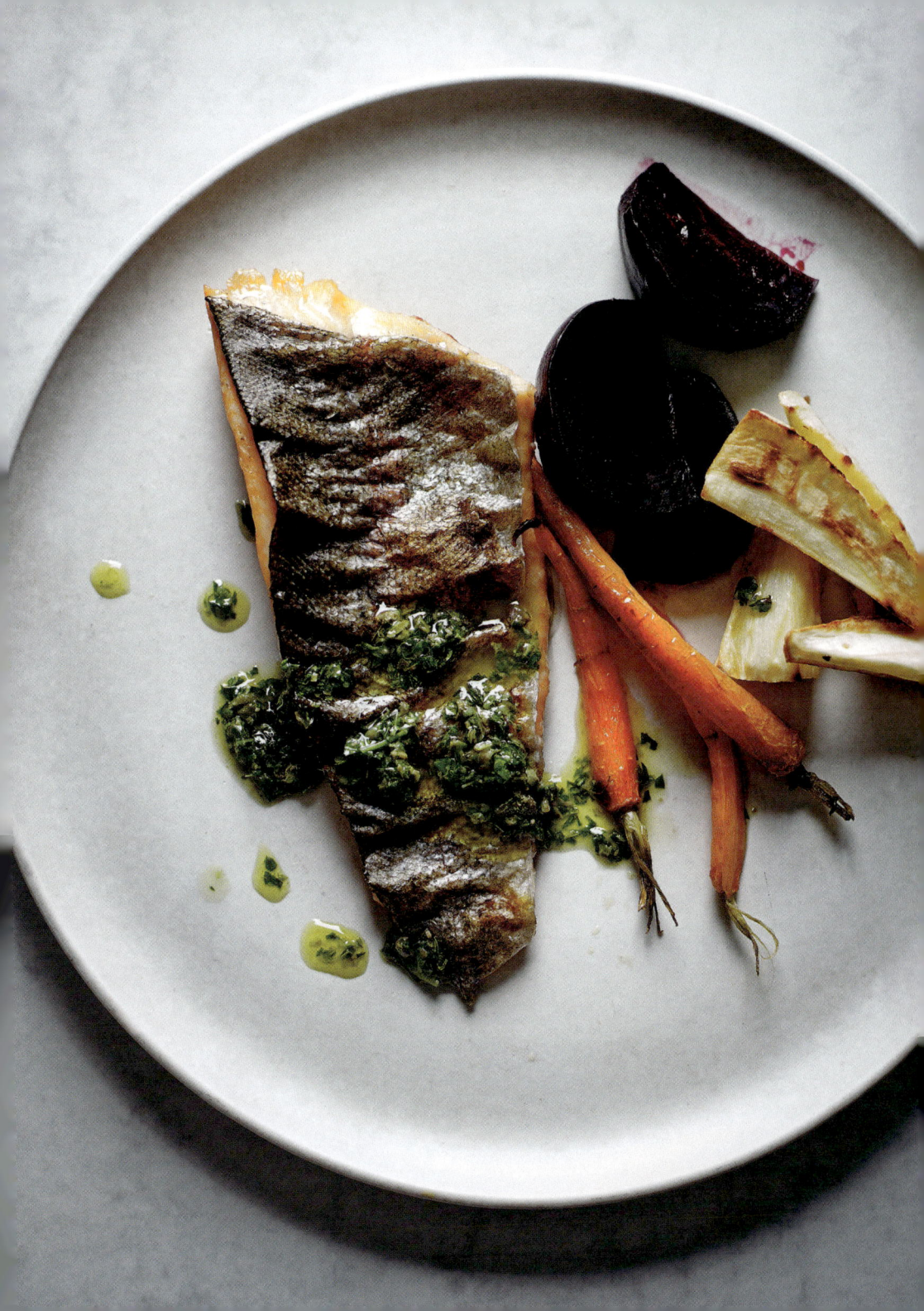

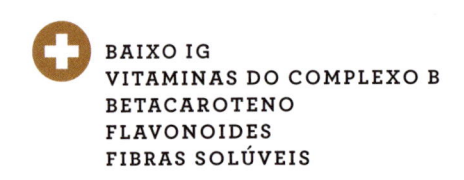

Risoto mediterrâneo com arroz integral

Esta realmente é uma comida reconfortante e uma boa maneira de obter a pujança e a substância de que você precisa em uma noite fria de inverno sem comprometer a circunferência de sua cintura!

2 A 3 PORÇÕES

1 colher (sopa) de azeite de oliva

1 cebola roxa grande bem picada

2 dentes de alho bem picados

sal com baixo teor de sódio

60 g de tomates secos

250 g de arroz integral de grão curto

400 g de tomates pelados picados

1 ℓ de caldo de legumes (talvez você não precise de tudo isso, mas é sempre bom ter o suficiente)

1 abobrinha fatiada

1 pimentão vermelho fatiado

Aqueça o azeite de oliva em uma panela grande em fogo médio. Refogue a cebola e o alho com uma pitada de sal com baixo teor de sódio até a cebola começar a ficar macia.

Acrescente os tomates secos, o arroz e os tomates pelados. Cozinhe em fogo brando, mexendo sempre, até o líquido começar a ser reduzido.

Nesse momento, comece a adicionar o caldo de legumes aos poucos, sempre que perceber que o líquido está sendo reduzido. Continue até o arroz ficar quase cozido. Junte a abobrinha e o pimentão vermelho e continue adicionando o caldo até o arroz cozinhar e os legumes estarem macios.

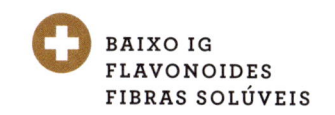
Macarrão integral com molho de pimentão assado

O.k., como você já deve ter percebido, não sou um grande fã de muito carboidrato. Mas todos nós às vezes sentimos vontade desse tipo de alimento. Em vez de nos privarmos dele, podemos fazer a melhor versão possível dessas iguarias. Esta receita é um bom exemplo e, para completar, tem um molho de sabor impressionante! Só para constar...

1 PORÇÃO

1 pimentão vermelho sem sementes e fatiado

1 pimentão amarelo sem sementes e fatiado

1 ½ colher (sopa) de azeite de oliva

sal com baixo teor de sódio

1 cebola roxa grande bem picada

2 dentes de alho bem picados

65 g de fusilli integral (massa seca)

50 g de queijo feta

Preaqueça o forno a 200 °C.

Disponha o pimentão em uma assadeira, regue-o com ½ colher (sopa) de azeite de oliva e adicione uma pitada de sal com baixo teor de sódio. Asse por cerca de 30 minutos, virando de vez em quando. Pode parecer muito tempo, mas é preciso que partes da casca do pimentão fiquem um pouco chamuscadas, o que vai agregar um sabor delicioso. Enquanto isso, refogue a cebola e o alho em 1 colher (sopa) de azeite de oliva com uma pitada de sal com baixo teor de sódio até a cebola começar a amolecer.

Ferva água em uma panela e coloque o macarrão para cozinhar por 10 a 12 minutos, ou de acordo com as instruções do fabricante. Enquanto isso, bata o pimentão assado e o refogado de cebola e alho em um processador de alimentos até que adquiram uma consistência homogênea.

Escorra o macarrão e acrescente o molho. Mexa bem. Cubra com queijo feta em pedaços.

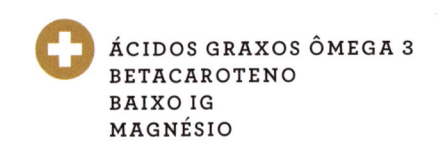

Salmão com purê de ervilhas e abóbora--cheirosa assada

Na primeira vez em que experimentei um purê de ervilhas bem temperado, fiquei maravilhado. Muito simples, mas uma verdadeira iguaria. Esta combinação é muito comum aqui em casa.

1 PORÇÃO

¼ de abóbora-cheirosa grande com a casca e fatiada
½ colher (sopa) de azeite de oliva
sal com baixo teor de sódio e pimenta-do--reino moída na hora
160 g de ervilhas congeladas
1 filé de salmão
salada verde mista como acompanhamento

Preaqueça o forno a 200 °C.

Coloque a abóbora em uma assadeira e regue com um pouco de azeite de oliva, uma pitada de sal com baixo teor de sódio e pimenta-do-reino. Misture bem. Leve ao forno por 20 a 25 minutos, até amolecer e a casca começar a ficar dourada e crocante.

Coloque as ervilhas em água fervente e cozinhe em fogo brando até elas ficarem macias, mas ainda de um verde brilhante. Se ficarem opacas, perderão toda a graça! Basta que elas fiquem macias o suficiente para um purê grosso. Escorra e amasse as ervilhas com um amassador de batatas ou as bata em um processador de alimentos até adquirirem a consistência de um purê rústico.

Tempere o salmão com um pouco de sal com baixo teor de sódio e pimenta-do-reino e leve-o para assar por cerca de 20 minutos, até que esteja bem cozido e com a pele e as extremidades crocantes.

Coloque uma porção do purê em um canto do prato e disponha as abóboras ao lado. Coloque o salmão sobre o purê de ervilhas e, por cima, parte da salada verde.

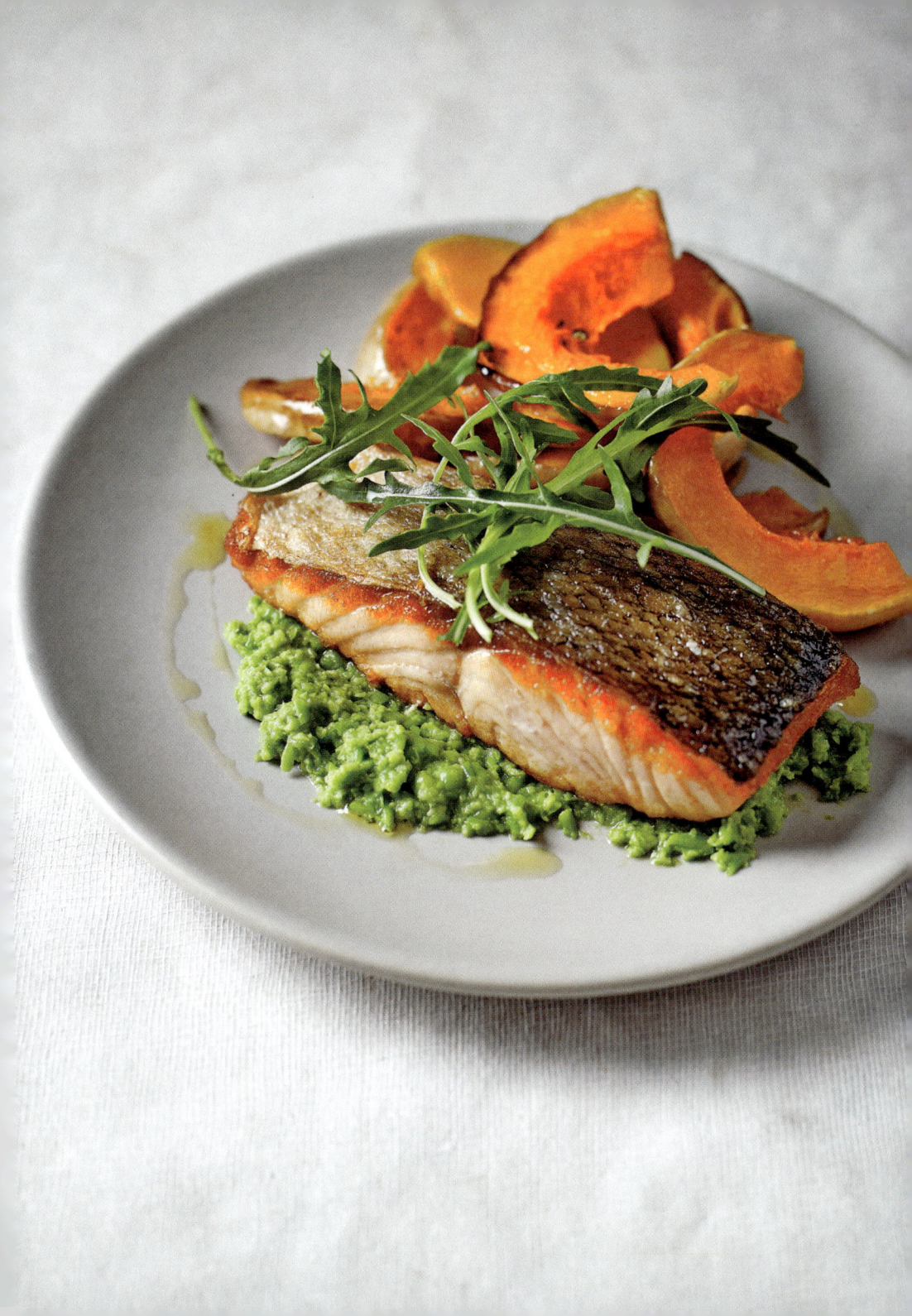

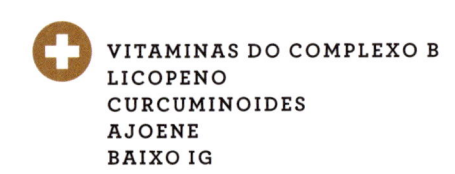

Camarão-rosa e curry de espinafre com arroz integral e ervas Um curry simples e rápido de fazer. Não é particularmente apimentado e é bastante descomplicado.

2 PORÇÕES
150 g de arroz integral
1 colher (sopa) de óleo de coco
1 cebola roxa bem picada
2 dentes de alho bem picados
1 pedaço de gengibre de 2 cm descascado e bem picado
1 canela em pau em pedaços
sal com baixo teor de sódio
½ colher (chá) de cúrcuma
½ colher (chá) de coentro em pó
200 g de tomates pelados
½ colher (chá) de garam masala
½ colher (chá) de pimenta calabresa em flocos
150 g de camarões-rosa grandes crus, descascados e limpos
3 punhados de espinafre baby
1 maço de coentro fresco
1 maço de salsinha, e mais um pouco para a guarnição (opcional)
suco de ½ limão e alguns pedaços cortados em gomos para servir

Em uma panela, cubra o arroz com água fervente e o cozinhe em fogo brando por 25 a 30 minutos.

Aqueça o óleo de coco em uma panela grande em fogo médio. Refogue a cebola, o alho, o gengibre e a canela com uma pitada generosa de sal com baixo teor de sódio, até que a cebola esteja macia e o sabor do gengibre perca um pouco de intensidade.

Acrescente a cúrcuma e o coentro em pó e deixe que cozinhem por 2 minutos, mexendo sempre. Junte os tomates picados e cozinhe em fogo baixo por 10 a 15 minutos, até que o molho engrosse consideravelmente.

Adicione o garam masala, a pimenta calabresa e os camarões e cozinhe por cerca de 5 minutos, até o camarão ficar cozido. Acrescente o espinafre e cozinhe só até ele murchar.

Escorra o arroz, junte as ervas frescas picadas e o suco de limão e misture bem. Sirva com o curry e algumas folhas das ervas frescas e os gomos de limão, se quiser.

Para a foto, preparamos o camarão com a casca, o que eleva o padrão da apresentação para um refinamento digno de uma noite sofisticada e especial!

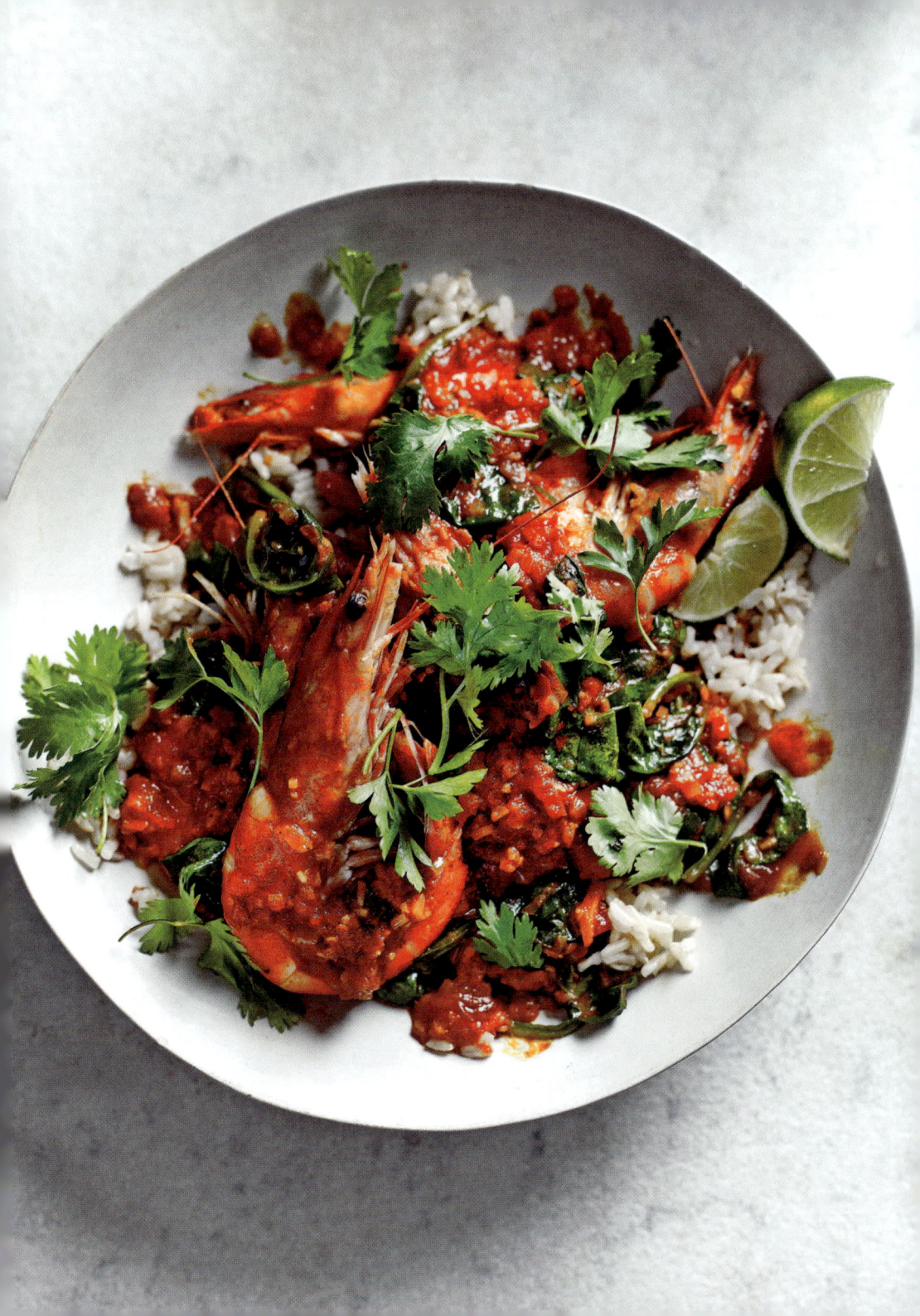

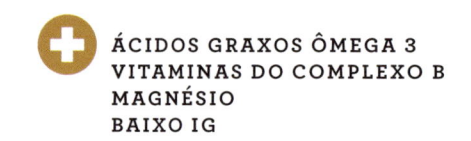

Filé de atum com molho de manga, verduras no vapor e quinoa verde
Um jantar realmente repleto de nutrientes, fresco, vibrante e muito substancial. Por alguma razão, este prato me faz lembrar férias. Talvez isso aconteça só comigo!

1 PORÇÃO

¼ de manga cortada em cubinhos

¼ de cebola roxa pequena bem picada

¼ de pimenta vermelha pequena bem picada (sem as sementes, se você não quiser um prato muito apimentado)

1 colher (chá) de vinagre de vinho branco

70 g de quinoa

algumas folhas de salsinha picadas

1 colher (chá) de alcaparras picadas

½ colher (sopa) de azeite de oliva

1 filé de atum

½ maço de couve--manteiga (ou alguma verdura semelhante)

Misture a manga, a cebola, a pimenta vermelha e o vinagre. Mexa bem e reserve.

Leve a quinoa a uma panela e cubra-a com água fervente. Cozinhe a quinoa em fogo baixo por cerca de 20 minutos, até os grãos amolecerem e começarem a ficar translúcidos. Escorra e misture com a salsinha e as alcaparras.

Aqueça o azeite em uma bistequeira em fogo alto. Coloque o atum e deixe grelhar por cerca de 3 minutos de cada lado, para manter o meio rosado. Se você preferir mais bem passado, grelhe por mais tempo.

Enquanto isso, cozinhe a verdura no vapor por pouquíssimo tempo, só até ela amolecer um pouco e ficar de um verde mais brilhante.

Em um prato, acomode primeiro a quinoa. Depois, cubra-a com a verdura cozida e finalize com o atum e o molho de manga.

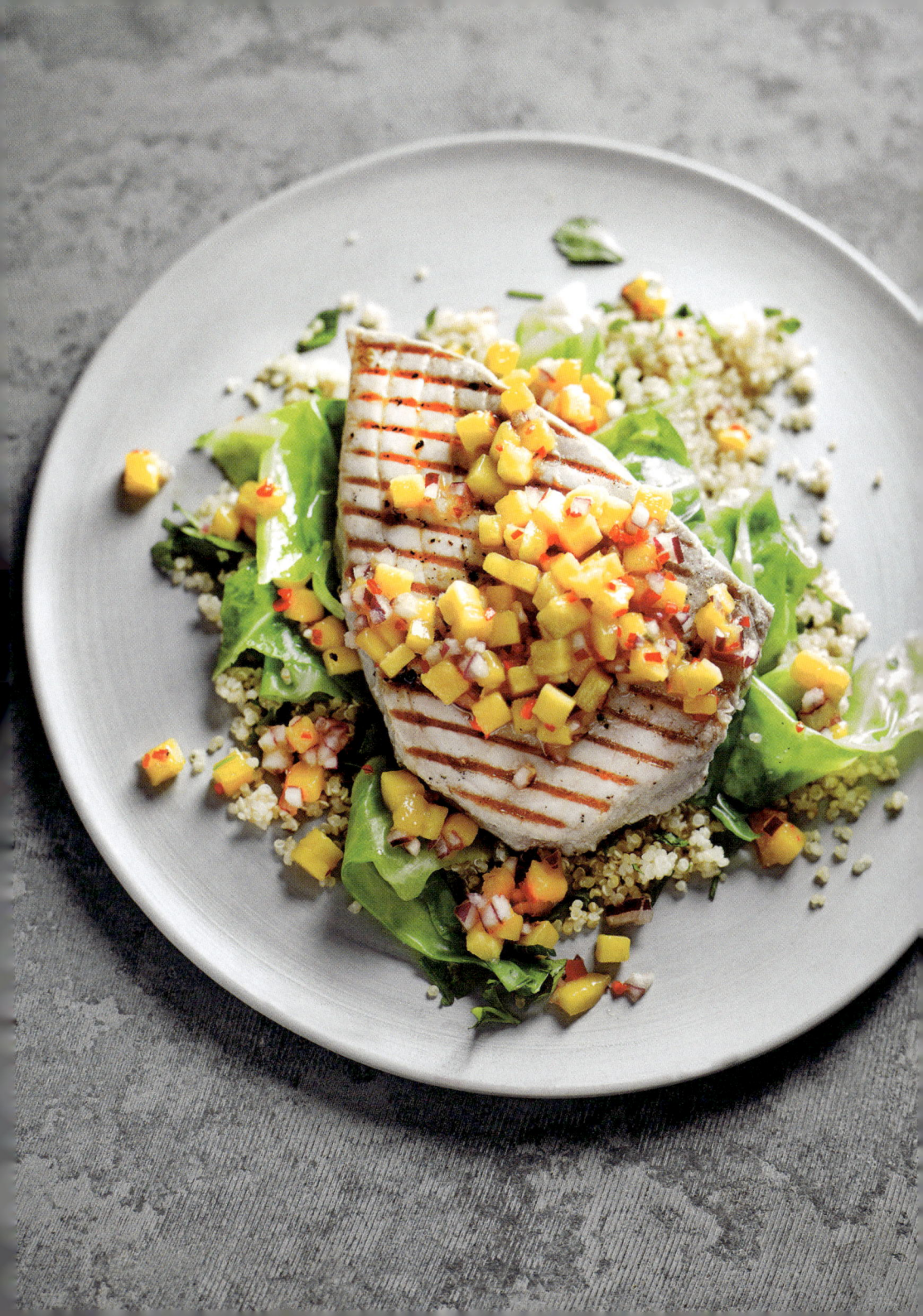

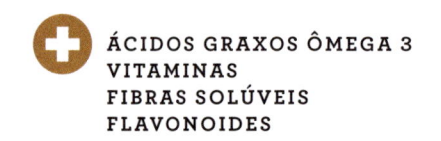

Salmão grelhado com barlotto vermelho

Barlotto é basicamente um risoto feito de cevadinha. A cevadinha é um grão bastante nutritivo com índice glicêmico incrivelmente baixo e repleta de vitaminas do complexo B.

1 PORÇÃO

1 colher (sopa) de azeite de oliva
½ cebola roxa bem picada
1 dente de alho bem picado
½ pimentão vermelho bem picado
sal com baixo teor de sódio e pimenta-do-reino moída na hora
75 g de cevadinha
500 ml de caldo de legumes (talvez você não precise de tudo isso)
1 filé de salmão
suco de ½ limão-siciliano

Aqueça o azeite de oliva em uma panela em fogo médio. Refogue a cebola, o alho e o pimentão vermelho com uma pitada generosa de sal com baixo teor de sódio até a cebola e o pimentão ficarem macios.

Acrescente a cevadinha e um pouco de caldo de legumes. Cozinhe em fogo brando até que o caldo comece a reduzir e mexa um pouco mais. Repita essa operação até que a cevadinha cozinhe e fique com uma textura cremosa de risoto.

Enquanto isso, preaqueça o grill elétrico. Tempere o salmão com sal com baixo teor de sódio, pimenta-do-reino e um pouco de suco de limão-siciliano e leve-o para grelhar por 10 a 15 minutos, virando na metade do tempo. Dessa maneira, o salmão ficará pouco cozido no meio. Se você preferir bem passado, basta deixar no grill elétrico um pouco mais.

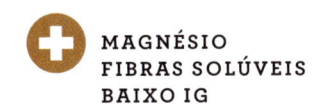

Robalo com molho verde e tabule

Fresco, aromático e saudável. Este prato costuma ser servido em casa tanto em uma tarde de verão como em um dia de inverno.

1 PORÇÃO

40 g de triguilho
15 g de salsinha
3 a 4 folhas de hortelã
5 a 6 folhas de manjerição
1 colher (sopa) de alcaparras escorridas e lavadas
1 ½ colher (sopa) de azeite de oliva
1 filé de robalo
sal com baixo teor de sódio e pimenta-do--reino moída na hora

Leve o triguilho para uma panela e cubra com água fervente. Cozinhe em fogo brando por cerca de 20 minutos, até ele crescer e amolecer.

Leve ao processador de alimentos ⅓ da salsinha, a hortelã, o manjerição, as alcaparras e 1 colher (sopa) de azeite de oliva. Processe-os até que adquiram a consistência de um molho rústico.

Frite o robalo delicadamente em ½ colher (sopa) de azeite de oliva por 5 a 7 minutos, virando de vez em quando.

Escorra o triguilho, acrescente a salsinha grosseiramente cortada, uma pitada de sal com baixo teor de sódio e um pouco de pimenta-do-reino. Misture bem.

Acomode o triguilho no centro do prato, disponha o peixe sobre ele e regue-o com o molho verde.

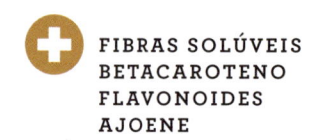

**FIBRAS SOLÚVEIS
BETACAROTENO
FLAVONOIDES
AJOENE**

Guisado de grão-de-bico e pimentão vermelho com purê de batata-doce

Este prato saboroso, pujante e saudável é extremamente prático e muito nutritivo, além de ter um sabor deliciosamente intenso.

2 PORÇÕES

1 batata-doce laranja grande com a casca e picada

sal com baixo teor de sódio e pimenta-do--reino moída na hora

1 colher (sopa) de azeite de oliva

1 cebola roxa grande bem picada

2 dentes de alho bem picados

1 pimentão vermelho bem picado

400 g de grãos-de-bico em conserva escorridos

400 g de tomates pelados picados

1 colher (chá) de canela em pó

1 colher (chá) de páprica defumada

1 punhado de folhas de coentro, para guarnição (opcional)

Coloque a batata-doce em uma panela e cubra com água fervente. Cozinhe em fogo brando por 15 a 20 minutos, até a batata-doce amolecer e quase se desmanchar. O ponto perfeito para amassar! Escorra, amasse e tempere.

Enquanto isso, aqueça o azeite de oliva em uma panela em fogo médio. Refogue a cebola, o alho e o pimentão vermelho com uma pitada de sal com baixo teor de sódio até a cebola e o pimentão começarem a amolecer.

Acrescente os grãos-de-bico e os tomates e cozinhe-os em fogo baixo por cerca de 15 minutos, até o molho ficar reduzido. Junte a canela e a páprica e ajuste o tempero, se necessário. Cozinhe em fogo baixo por mais 5 a 8 minutos.

Sirva uma porção do purê com uma generosa quantidade do guisado. Enfeite com as folhas de coentro (opcional).

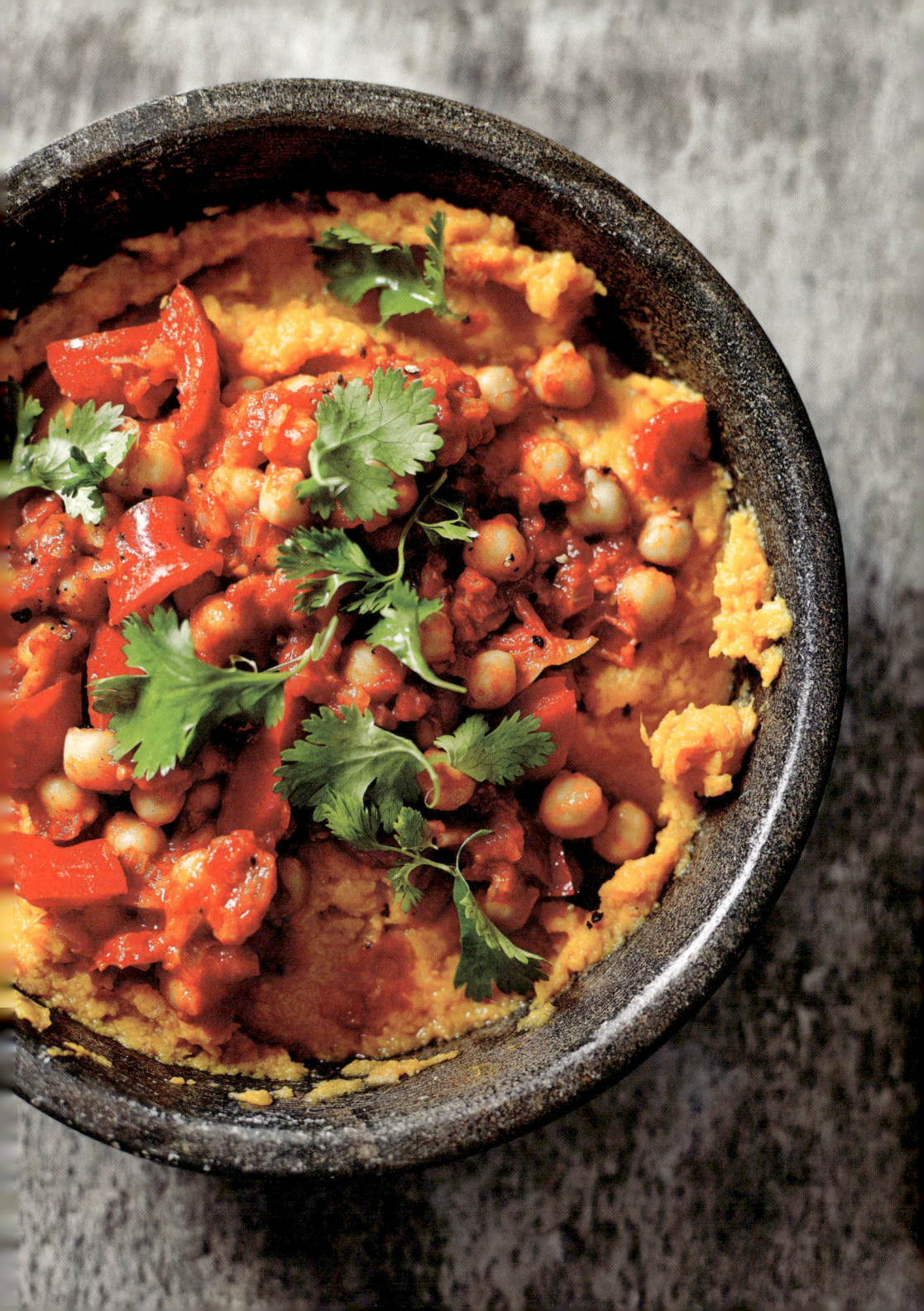

Filé de atum com compota de mirtilo picante e aipo-rábano assado

Eu adoro este prato. Atum e molhos frutados são uma combinação criada no paraíso. A manga é um ingrediente tradicional nesse caso, mas optei pelo mirtilo no papel principal por causa de sua alta concentração de flavonoides.

1 PORÇÃO

¼ de aipo-rábano pequeno, descascado e picado

1 colher (sopa) de azeite de oliva

sal com baixo teor de sódio

150 g de mirtilos (blueberries)

½ dente de alho bem picado

½ pimenta vermelha bem picada (sem as sementes, se você não quiser um prato muito apimentado)

1 filé de atum

Preaqueça o forno a 200 °C.

Coloque o aipo-rábano em uma assadeira, regue com ½ colher (sopa) de azeite de oliva e tempere com um pouco de sal com baixo teor de sódio. Asse por 20 a 25 minutos, até o aipo-rábano ficar macio e dourado.

Enquanto isso, coloque o mirtilo, o alho e a pimenta em uma panela com 1 colher (sopa) de água, junte uma pitada generosa de sal com baixo teor de sódio e cozinhe em fogo brando por cerca de 12 minutos, até os mirtilos se partirem e o molho começar a lembrar uma geleia fina.

Frite o filé de atum no azeite restante por 1 ou 2 minutos no máximo de cada lado, ou mais se você não quiser que ele fique muito rosado no meio.

Acomode o aipo-rábano no centro do prato de servir, cubra-o com o atum e regue-o com a compota de mirtilo.

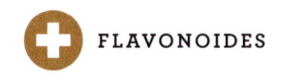

Smoothie proteico com frutas vermelhas

Tenho opiniões contraditórias sobre smoothies de frutas. A maioria daqueles que podemos comprar são essencialmente bombas de açúcar e podem causar muitos dos problemas de saúde que relatamos no início do livro. Mas existe uma maneira de contornar essa questão: juntar proteína à equação. A proteína acrescentada torna mais lenta a liberação dos açúcares, fazendo-os "gotejarem" em seu sangue, em vez de o bombardearem.

1 PORÇÃO

125 g de frutas vermelhas diversas: amoras, framboesas, mirtilos (blueberries)

1 medida bem cheia de proteína em pó de baunilha

Coloque as frutas e a proteína em pó em um liquidificador e acrescente 150 ml de água gelada.

Bata na velocidade máxima até adquirir a consistência de um smoothie cremoso.

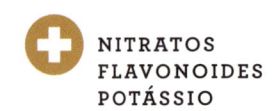

Suco de beterraba, amora, salsão e gengibre

Embora possa parecer um pouco estranha, esta combinação resulta em uma bebida tão saborosa quanto nutritiva.

1 COPO

1 beterraba crua grande lavada e com a casca

2 talos de salsão

3 colheres (sopa) de amoras

1 pedaço de gengibre de 3 cm

Passe todos os ingredientes por uma centrífuga de frutas.

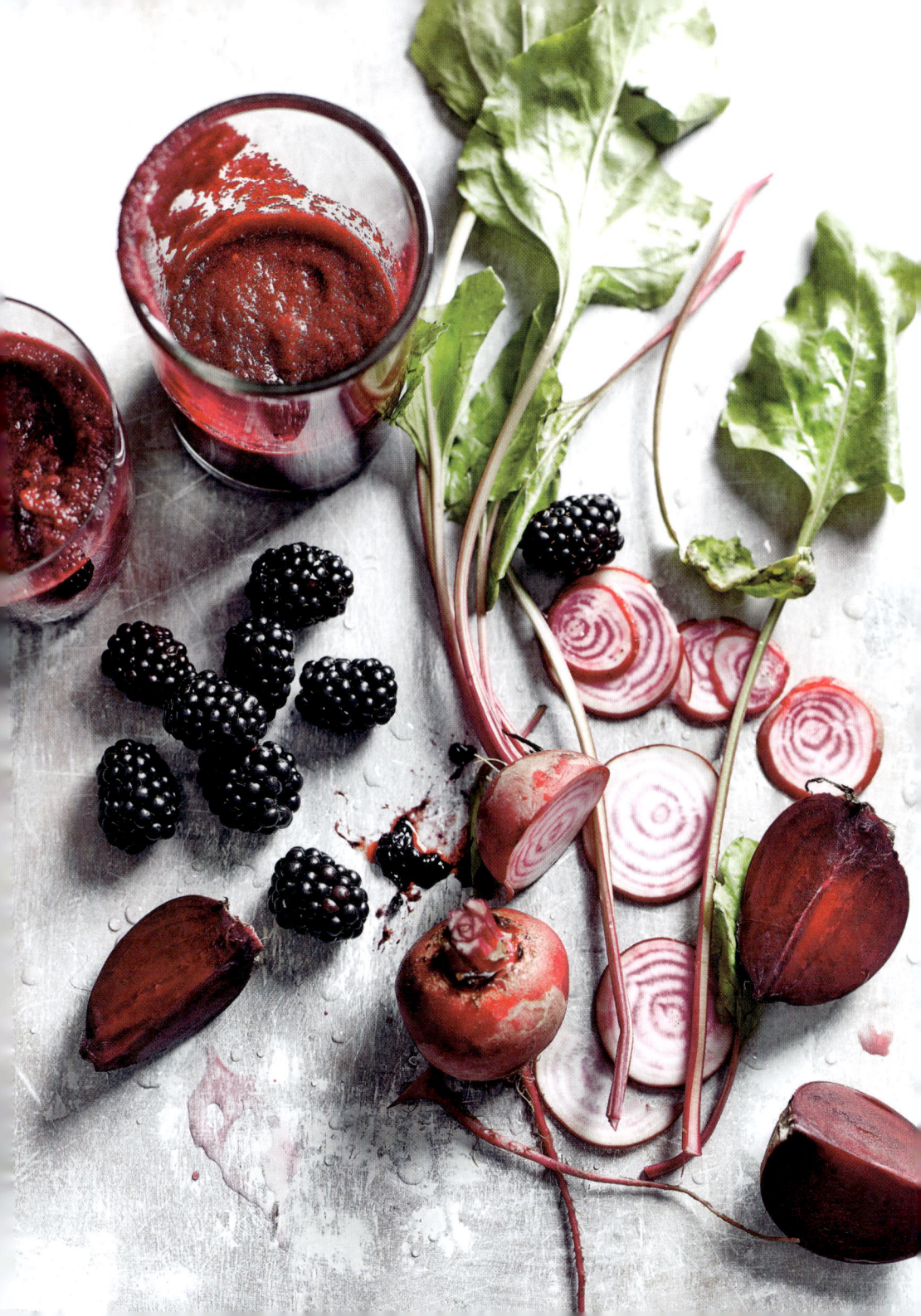

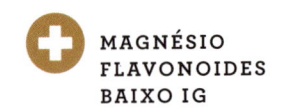

Smoothie de chocolate com manteiga de amendoim Este simples smoothie tem um sabor adoravelmente prazeroso, tanto que ao tomá-lo você vai ter de ser convencido de que ele é realmente muito saudável!

1 COPO
150 ml de água de coco
1 colher (sopa) cheia de
   cacau em pó
1 medida de whey de
   chocolate com pouco
   carboidrato (low-carb)
1 colher (chá) cheia de
   manteiga de amendoim

Coloque todos os ingredientes no liquidificador e bata-os por cerca de 1 minuto.

Sugiro que se bata por esse tempo só para garantir que toda a manteiga de amendoim se dissolva. Como a potência dos liquidificadores varia, esse tempo vai garantir que o smoothie fique na consistência ideal em qualquer tipo de liquidificador.

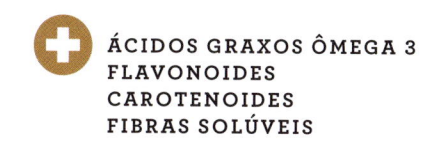

Smoothie ômega com romã e goji berry

Este smoothie é perfeito para aqueles dias em que você quer algo mais leve, sem, no entanto, abrir mão da nutrição. Ele é bastante nutritivo. Sei que suco de romã pode ser um pouco caro em alguns lugares, mas a demanda do mercado está fazendo com que os preços caiam.

1 COPO

150 ml de suco de romã (certifique-se de que é suco de romã mesmo lendo a composição da bebida)

1 colher (sopa) de mirtilos (blueberries) congelados

2 colheres (sopa) de goji berries (deixe os goji berries de molho em água fria por 30 minutos e reserve essa água)

1 colher (sopa) de sementes de linhaça moídas na hora

Coloque todos os ingredientes em um processador de alimentos – inclusive a água em que os goji berries ficaram de molho – e bata-os na potência máxima até chegarem a uma consistência homogênea.

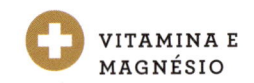

Creme de cacau e abacate com manteiga de amêndoas

O.k., sei que para muita gente abacate e sobremesa não parecem pertencer a uma mesma frase, mas confie em mim: ao preparar sobremesas saudáveis, o abacate pode ser seu principal aliado. Ele fornece uma textura cremosa sem a necessidade de acrescentar nenhuma porcaria... além de ter inúmeros nutrientes saudáveis para o coração!

2 PORÇÕES

1 abacate bem maduro

1 colher (sopa) de manteiga de amêndoas

1 colher (sopa) de xarope de bordo, ou ½ colher (chá) de estévia se você quiser consumir pouco açúcar

1 a 2 colheres (sopa) de cacau em pó para adicionar sabor (pode usar mais na hora de servir, se quiser)

Retire a polpa do abacate com uma colher e bata-a no liquidificador ou no processador de alimentos. Junte os ingredientes restantes com 1 a 2 colheres (sopa) de água gelada.

Bata na velocidade máxima até que todos os ingredientes tenham se transformado em uma cremosa sobremesa achocolatada.

Coloque a mistura em ramequins e leve-os à geladeira por duas a três horas. Sirva com cacau em pó polvilhado, se quiser.

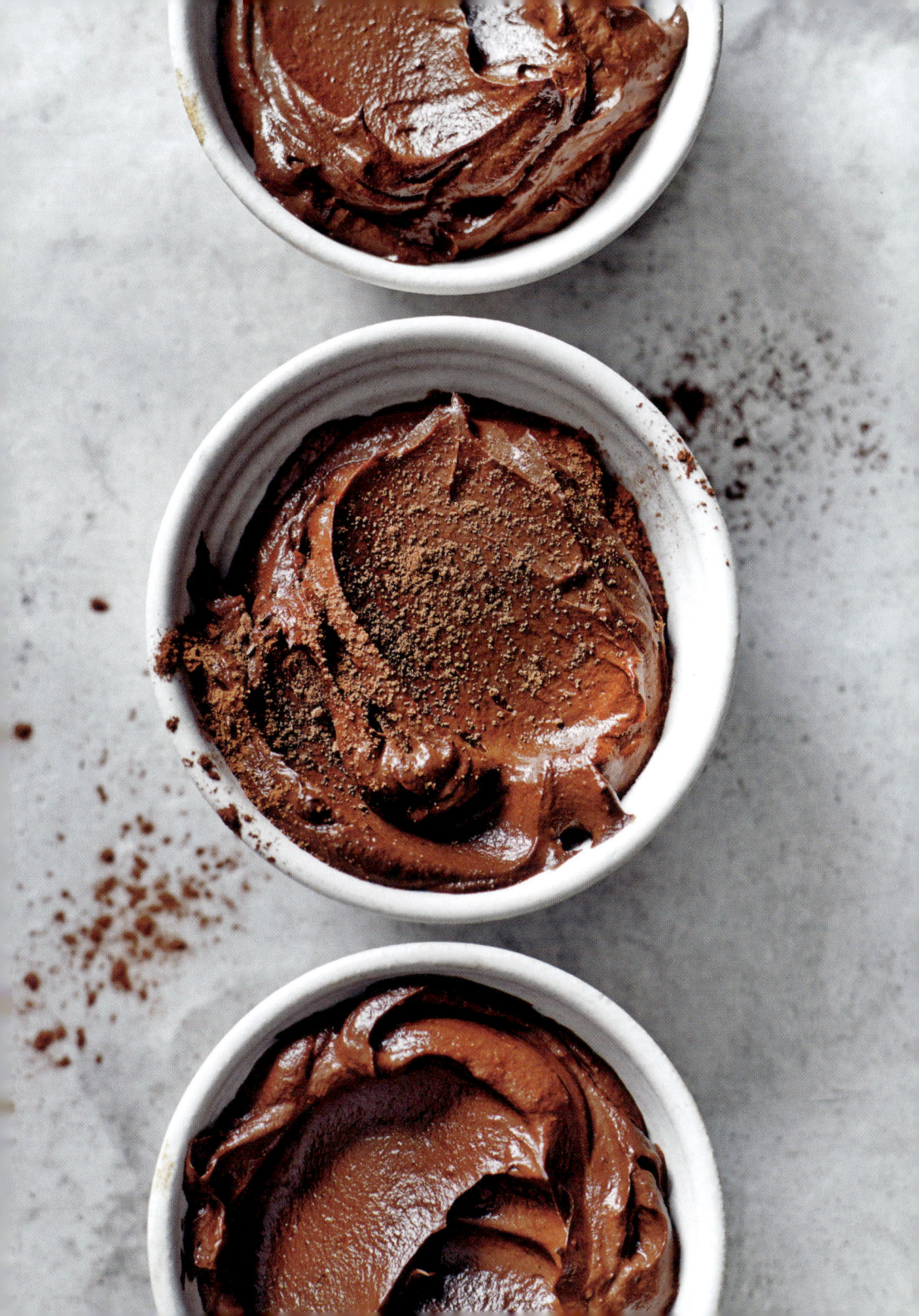

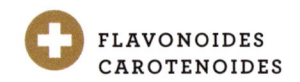

Tônico triplo

Surpresa... nem sempre você tem de se comportar. Às vezes, precisamos dar uma escapadinha. Quando se trata de saúde cardíaca, um pouco de vinho tinto uma vez ou outra pode fazer bem. Este drinque de verão é muito refrescante e ainda por cima contém importantes componentes para a saúde cardíaca.

1 TAÇA
suco de romã (certifique--se de que é suco de romã mesmo lendo a composição da bebida)
suco de toranja
vinho tinto

Em uma taça de vinho, coloque ¼ de suco de romã, ¼ de suco de toranja e complete com vinho tinto à sua escolha.

Você também pode colocar um pouco de gelo, se quiser.

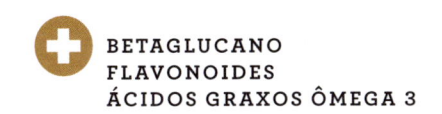

Crumble de aveia, linhaça e frutas vermelhas

Esta é uma sobremesa saborosa e descomplicada que leva muito pouco tempo para ficar pronta. Uma concessão que você pode fazer a si mesmo sem remorso.

1 PORÇÃO

- 200 g de frutas vermelhas variadas
- 3 colheres (sopa) de aveia em flocos
- 1 colher (sopa) de sementes de linhaça moídas na hora
- ½ colher (chá) de canela em pó

Preaqueça o forno e o grill (dourador) em temperatura máxima.

Coloque as frutas vermelhas e 1 colher (sopa) de água em uma panela e leve-a para esquentar no fogo alto. Cozinhe as frutas vermelhas até que elas comecem a se desmanchar e desligue o fogo logo que a mistura adquirir uma consistência de geleia espessa. Coloque-a em uma travessa para servir que possa ir ao forno.

Polvilhe a mistura com a aveia, as sementes de linhaça e a canela e leve a travessa para o forno por alguns minutos, até que os flocos de aveia da cobertura comecem a dourar.

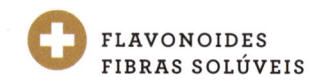
Peras ao vinho tinto e especiarias

Esta é uma receita adorável que tem cara de festa, mas também pode ser servida gelada em um dia comum de verão.

3 PORÇÕES

250 ml de vinho tinto
3 peras maduras
    descascadas
1 canela em pau
4 a 5 cravos-da-índia
2 fatias de gengibre
1 colher (chá) de extrato
    de baunilha
½ colher (chá) de estévia
    ou mel (o que preferir)

Coloque todos os ingredientes em uma panela e cozinhe-os em fogo brando (não deixe ferver) por 25 a 30 minutos. Para saber se as peras estão no ponto, espete uma faca nelas. Se a faca entrar sem resistência, elas estarão prontas.

Retire as peras e coloque-as em um prato de sobremesa (1 por pessoa). Peneire o vinho e regue as peras antes de servir.

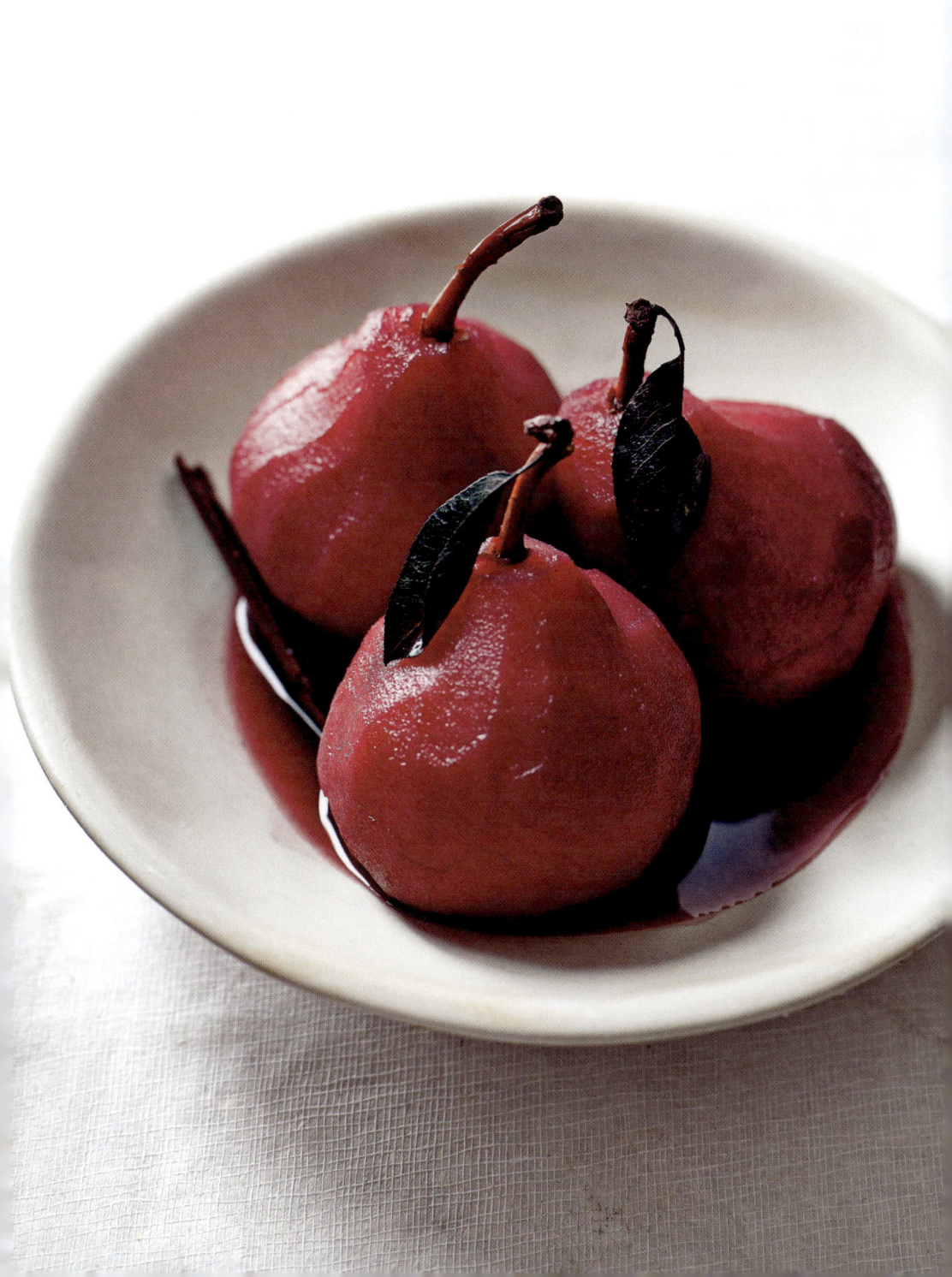

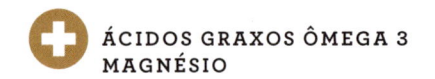

Patê de cavala e alcaparras Esta receita é ideal para um lanche rápido. Passe em uma fatia de pão de aveia ou use como dip para legumes crus, como cenoura e salsão.

1 PORÇÃO
2 filés de cavala
   defumados
4 colheres (sopa) de
   iogurte probiótico
   natural
1 colher (sopa) de azeite
   de oliva extravirgem
suco de ½ limão-siciliano
2 colheres (chá) de
   alcaparras escorridas e
   lavadas
sal com baixo teor de
   sódio e pimenta-do-
   -reino moída na hora

Coloque todos os ingredientes em um processador de alimentos e bata-os na potência máxima até que formem um patê macio.

Passe a mistura para uma tigela e aproveite como achar melhor.

Mix bom para o coração

Uma coisa que ouço com frequência tanto de amigos como de pacientes é que eles gostariam de ter lanchinhos mais saudáveis à mão para beliscar quando estão trabalhando. As máquinas de vendas nos locais de trabalho são uma tentação que fica se insinuando à nossa frente. Portanto, preparar seus próprios lanches é uma solução e tanto. Este pequeno mix é saboroso, fácil de levar e – o que é mais importante – contém uma grande variedade de nutrientes bons para o coração. A receita dá para três ou quatro dias. Lembre-se: trata-se de um petisco para beliscar entre as refeições!

3 OU 4 PORÇÕES

1 colher (sopa) de sementes de abóbora

1 colher (sopa) de sementes de girassol

1 colher (sopa) de sementes de linhaça

1 colher (sopa) de goji berries

1 colher (sopa) de mirtilos (blueberries) em passa

1 colher (sopa) de gotas de chocolate amargo

Misture todos os ingredientes e guarde-os em um pote plástico que possa ser hermeticamente fechado.

ÍNDICE REMISSIVO

Clare Hulton: realmente estamos cozinhando com gás agora! Excelente trabalho.
Obrigado! Jenny Liddle: você é incansável no que faz! Tanya Murkett: como sempre,
por me apoiar e me ajudar independentemente do que aconteça!
Um muito obrigado a toda a equipe da Quadrille, Smith & Gilmour, Martin Poole e
Aya Nishimura. Catherine Tyldesley, Gaby Roslin e a todas as pessoas maravilhosas
que têm apoiado meu trabalho e minha carreira. Ramsay e Candy. Mãe e pai.

ADMINISTRAÇÃO REGIONAL DO SENAC NO ESTADO DE SÃO PAULO
Presidente do Conselho Regional: Abram Szajman
Diretor do Departamento Regional: Luiz Francisco de A. Salgado
Superintendente Universitário e de Desenvolvimento: Luiz Carlos Dourado

EDITORA SENAC SÃO PAULO
Conselho Editorial: Luiz Francisco de A. Salgado
Luiz Carlos Dourado
Darcio Sayad Maia
Lucila Mara Sbrana Sciotti
Jeane Passos de Souza

Gerente/Publisher: Jeane Passos de Souza (jpassos@sp.senac.br)
Coordenação Editorial: Márcia Cavalheiro R. de Almeida (mcavalhe@sp.senac.br)
Administrativo: Luis Américo Tousi Botelho (luis.tbotelho@sp.senac.br)
Comercial: pedido@sp.senac.br

Projeto Gráfico Original: Smith & Gilmour
Fotos: Martin Poole
Ilustrações: Blindsalida
Montagem dos Pratos: Aya Nishimura
Acessórios: Polly Webb-Wilson e Wei Tang
Produção: Tom Moore
Edição e Preparação de Texto: Vanessa Rodrigues
Tradução: Márcia Leme
Revisão Técnica: Júlia Delellis Lopes
Revisão de Texto: Bianca Rocha, Gabriela L. Adami (coord.)
Editoração Eletrônica: Marcio S. Barreto
Impresso na China

Tradução de *The Medicinal Chef – Heart Disease – Eat Your Way To
Better Health*
© Dale Pinnock, texto, 2015
© Martin Poole, fotos, 2015
© Quadrille Publishing Ltd., projeto gráfico e layout, 2015

EDITORA SENAC SÃO PAULO
Rua 24 de Maio, 208 – 3º andar – Centro – CEP 01041-000
Caixa Postal 1120 – CEP 01032-970 – São Paulo – SP
Tel. (11) 2187-4450 – Fax (11) 2187-4486
E-mail: editora@sp.senac.br
Home page: http://www.editorasenacsp.com.br

Edição brasileira © 2017 Editora Senac São Paulo

Dados Internacionais de Catalogação na Publicação (CIP)
(Jeane Passos de Souza – CRB 8ª/6189)

Pinnock, Dale
Doenças do coração: alimentos benéficos e receitas para o
dia a dia / Dale Pinnock; tradução de Márcia Leme. – São Paulo:
Editora Senac São Paulo, 2017. (Chef Medicinal)

Título original: Heart Disease: eat your way to better health
(The medicinal chef)
Bibliografia.
ISBN 978-85-396-1201-7

1. Alimentação saudável 2. Alimento funcional 3. Nutrição
e dietética (receitas) 4. Doenças do coração I. Leme, Márcia.
II. Título.

17-473s

CDD-613.2
BISAC CKB104000
HEA039080
MED060000

Índice para catálogo sistemático:
1. Alimentação saudável : Nutrição e dietética   613.2